KOPFSCHMERZ

UND

MIGRÄNE.

VON

A. CORNELIUS.

SPRINGER-VERLAG BERLIN HEIDELBERG GMBH

1914

ISBN 978-3-662-34264-0 ISBN 978-3-662-34535-1 (eBook)
DOI 10.1007/978-3-662-34535-1

Sonderabdruck aus den Charité-Annalen. XXXVII. Jahrg.

A. Der Kopfschmerz.

Der Erste, welcher die Migräne (Heterokranie) vom gewöhnlichen Kopfschmerz (Kephalalgie oder Kephalgie) unterschieden zu haben scheint, ist nach Thomas[1]) Aretaeus aus Cappadocien (2. Jahrh. n. Chr.) gewesen. Doch ist trotz der leicht in die Augen springenden Verschiedenheit zwischen einem ausgesprochenen Migräneanfall und einem einfachen Kopfschmerz ein grundlegender Unterschied zwischen beiden Leiden noch nicht präzise festzulegen gewesen. Man müsste eigentlich meinen, der Begriff „Kopfschmerz" wäre das einfachste von der Welt, d. h. ein Schmerz, der an irgend einer Stelle des Kopfes empfunden wird, wobei man natürlich von den selbstverständlichen Schmerzen, welche eine Verwundung, Entzündung usw. an der Stelle selbst mit sich bringt, absieht. Im Gegensatz zu dieser einfachen Definition bezeichnet z. B. Auerbach[2]) in Uebereinstimmung mit dem heutigen Gebrauch als Kopfschmerz einen Schmerz, den wir im Innern des Hirnschädels empfinden. Allerdings ist der Mensch im allgemeinen gewöhnt, jeden Schmerz, den er am Schädel empfindet, in das Innere zu verlegen. Und die medizinische Wissenschaft hat ihr Möglichstes getan, die leidende Menschheit in diesem Glauben zu erhalten, denn die Anschauung vom Sitz der Ursache dieser Erscheinungen im Schädelinnern (in der Hirnrinde, der Hirnhaut oder als Folge von Schwankungen des Liquor cerebrospinalis bezw. der Blutgefässe des Gehirns) ist eine heute wissenschaftlich so gut wie allgemein anerkannte. Dass tatsächlich Erkrankungen und Druckschwankungen im Innern des Schädels die stärksten Kopfschmerzen, die wir kennen, hervorzurufen imstande sind, wissen wir von den Schmerzen, welche eine entzündliche Affektion der Meningen, ein dort sich entwickelnder Tumor fast regelmässig begleiten.

---

1) Thomas, La migraine. Paris 1887.
2) Auerbach, Der Kopfschmerz. Berlin 1912. Springer.

Auerbach[1]) möchte den „sensiblen" Endigungen des Sympathicus in den Gefässwänden der Dura eine wichtige Rolle für die Entstehung von Schmerzen im Innern des Schädels zuerteilen, wobei allerdings zu bedenken ist, dass die neueren Forscher dem Sympathicus eine lediglich motorische Rolle zuzuerteilen gewillt sind und man an zuständiger Seite der Ansicht zuneigt, dass die Gefässnerven im Schädelinnern ein selbständiges Gefässzentrum besitzen (Weber). Der von Auerbach erwähnte Edingersche[2]) Fall, wo das ganze Leben anhaltende Kopfschmerzen (bei einem berühmten Musiker) dadurch sollen verursacht worden sein, dass sich eine der obersten Cervicalnervenwurzeln in eine alte Narbe eingebettet fand, mag an sich ganz richtig durch die Projektion in das Ausbreitungsgebiet des betreffenden Nerven gedeutet sein. Es wäre nebenher auch ein Beweis für meine Annahme einer meist mechanischen Ursache derartiger Erscheinungen. Aber wahrscheinlich hat genannter Musiker — wenn auch zumal im Hinterkopf — auch noch Kopfschmerzen weit über das Gebiet der Cervicalnerven, z. B. wohl auch vorn an der Stirn empfunden, die durch diese eine Narbe keine Deutung finden könnten. Wenigstens haben von den vielen Tausenden, die ich wegen Kopfschmerzen untersuchen konnte, nur sehr wenige allein Hinterkopfschmerzen gehabt, wenn auch die letzteren in vielen Fällen das Bild so beherrschten, dass die am Vorderkopf, zumal an der Stirn, dem Kranken weniger zur Perzeption gelangten. Die von Auerbach angegebene Erklärung, dass „im Quintusgebiet mitempfundene Schmerzen von Druck auf die bis ins 2. Cervicalfragment herabziehenden spinalen Trigeminuswurzeln herrührten und die Folge der Reizung der sekundären, zentralen Leitungsbahn des Quintus darstellten, die nach dem Austritt aus ihrem Endkern auf die gekreuzte Seite gelangt und hier nach Wallenberg im dorsomedialen Gebiete der Med. oblong. verläuft", hat gar zu viel des Gekünstelten und Hypothetischen. Meint doch selbst Edinger, dass es noch keine Beobachtung gegeben habe, die zweifellos nachweise, dass eine Störung des intracerebralen Wurzelteils zu Schmerzen führe[3]). Soviel steht jedenfalls fest: der von Kranken empfundene Kopfschmerz kann seine alleinige oder auch Hauptwurzel in krankhaften Störungen im Schädelinnern haben, aber die Regel ist das sicherlich nicht. In der grössten Mehrzahl der Fälle ist die Empfindung des Betreffenden eine falsche. Der Kopfschmerz liegt in der Hauptsache extrakraniell. Der Ausdruck „Kopfschmerz" ist dabei an sich ganz ungenau, da wir ihn von den im Gesicht empfundenen scharf abzutrennen gewöhnt sind. Man müsste also eigentlich sagen: Schädelschmerz.

---

1) l. e. S. 2.
2) Edinger, Von den Kopfschmerzen und der Migräne. Deutsche Klin. Bd. 6. 1901.
3) l. e. S. 3.

Während die Schmerzen, welche das Gesicht betreffen, meist ziemlich scharf lokalisiert empfunden werden, empfindet der Kranke diejenigen von der Stirn aufwärts in der Regel dumpf und flächenhaft und gibt sich über den Sitz derselben, ob extra- oder intrakraniell gelegen, meist keine Rechenschaft, sondern verlegt sie, da sie schon recht bald das ganze Denkvermögen des Betreffenden zu beeinflussen anfangen, in das Innere. Aber trotzdem vermag man bei der nötigen Uebung im Fühlen in fast allen Fällen genau die Stelle festzulegen, wo der Kopfschmerz seinen Sitz hat und sogar fast ebenso häufig durch eine mechanische Beruhigung dieser Stelle den von dieser bedingten Teil der flächenhaften Schmerzen wenigstens für einige Zeit zu beruhigen. Diese befreiende Beeinflussung geht dann so schnell und auf so leichten, auf die Stelle allein beschränkten Druck vor sich, dass von einer vasomotorischen Wirkung (zumal im Sinne einer Veränderung des intrakraniellen Druckes) noch keine Rede sein kann. Er ist dabei so allgemein, dass man die Suggestion ausschliessen darf. Ohne dass der betreffende Kranke auch nur im mindesten ahnt, was man eigentlich will, sagt er sofort nach Berührung der in Frage kommenden Stelle ganz erstaunt: „Jetzt ist mir auf einmal der Kopf ganz frei". Wir haben diesen Versuch auch mit einer Reihe von Aerzten gemacht, die wir baten, uns nichts von der Gegend ihrer Kopfschmerzen zu sagen und sich dem ganzen gegenüber so kritisch, so skeptisch wie nur möglich zu verhalten. Und trotzdem genau dieselben Worte für dieselben Empfindungen!

Nimmt man dann den Kranken in Behandlung, so lernt er es sehr schnell, seinen Kopfschmerz genau nach den betreffenden Stellen einzuteilen. So weiss er: bei Erregung dieser Stelle hat er die Empfindung, bei jener jene. Und ebenso prompt hört mit Beruhigung der Stelle das in Frage kommende Gefühl für so lange auf, als die Stelle selbst ruhig ist. Es sind dies Beobachtungen, die ich fast zwei Jahrzehnte an vielen Tausenden von Fällen machen konnte, und die durch die gleichen Beobachtungen aller meiner Schüler volle Bestätigung fanden. Ich bin daher wohl in der Lage, auszusprechen: der Sitz der sogenannten Kopfschmerzen ist in der Mehrzahl der Fälle in extrakraniell gelegenen Stellen zu suchen, die in die Klasse der sensiblen Nervenpunkte einzurangieren sind. In einigen Fällen kann man eine Kombination äusserer und innerer Schmerzstellen annehmen und nur in den seltensten sind letztere die alleinige Ursache.

Wenn Auerbach in Uebereinstimmung mit der heutigen Anschauung meint, der Kopfschmerz könne ein relativ selbständiges Leiden sein und dies während eines grossen Teils des Lebens bleiben[1], so ist dem in zweifacher Hinsicht zu widersprechen:

---

1) Auerbach, l. c. S. 7.

1. Ist der Kopfschmerz niemals als ein selbständiges Leiden anzusehen, sondern immer nur als das — vielleicht häufigste — Symptom irgend eines krankhaften Vorganges im Körper, und
2. sind die schmerzhaften Gefühle des Kranken so gut wie nie auf den Schädel allein isoliert, sondern stellen immer nur einen (hier den wichtigsten) Teil der Krankheitserscheinungen dar.

Der Kopfschmerz ist das häufigste allgemeine Warnungssignal, das die allgütige Mutter Natur uns gegeben hat. Er ist die für das betreffende Individuum und den betreffenden Reiz in Ort, Art und Stärke charakteristische Antwort des Organismus auf eine ihn treffende Schädigung. Auch der Begriff Schädigung ist dabei vollkommen individuell, indem die Schwelle für die Aufnahme der Reize ganz ungeheuer schwanken kann. Bei dem einen Menschen werden Reize, die für die Allgemeinheit unter allen Umständen krankhafte Erscheinungen hervorrufen würden, ohne jedes Warnungssignal ertragen, bei dem anderen rufen für die Allgemeinheit als ganz normal zu erachtende Reize alltäglicher Art (z. B. die der Nahrungsaufnahme, des Schlafes, der gewöhnlichsten Temperatur- und Barometerschwankungen) schon Reaktionen ungewöhnlicher Art hervor.

Die allen Kopfschmerzen zugrunde liegenden N. P. entprechen genau dem Sitz der von ihrer Erregung ausgehenden Beschwerden. Dabei kommen in erster Linie die Valleixschen Druckpunkte in Betracht, doch halten sich die Stellen in keiner Weise an die ihnen von Valleix auf Grund rein anatomischer Erwägungen diktierten Vorschriften, sondern finden sich so regellos, wie sich sensible N. P. eben nur finden können, doch immer für das betreffende Individuum und den betreffenden Erregungsreiz ganz charakteristisch bleibend. Dass man mitunter tief in den Nähten an ganz unbekannten Austrittsstellen den Herd für erhebliche Störungen suchen muss, sei hier nur nebenbei erwähnt. Mitunter sind vorausgegangene Verletzungen der Schädelhaut, eventl. der Schädelknochen, eine wahre Fundgrube für Kopfschmerzen, die man wegen der vorausgegangenen Schädigungen für selbstverständlich zentral bedingt angesprochen hatte.

In der Frage von den Beziehungen anderer Körperstellen zum Kopfschmerz bildet der Hinterkopfschmerz den natürlichen Uebergang. Gibt es doch keinen Hinterkopfschmerz, bei dem nicht die Gegend der Nackenmuskulatur in Mitleidenschaft gezogen wäre. Diese Beteiligung ist eine so innige, dass sie sogar zur Aufstellung einer angeblich ganz selbständigen Form von Kopfschmerz, dem Schwielen- oder Knötchen- (rheumatischen) Kopfschmerz geführt hat. Habe ich jemanden vor mir, der über Kopfschmerzen klagt, so habe ich die selbstverständliche Verpflichtung, bei ihm mich genau zu erkundigen, ob er nicht auch andere Schmerzen verspüre, ev. früher gehabt habe. Einer, der hören will, wird da bald eine Fülle von ganz charakteristischen Klagen erfahren. Bald ist es die eine, bald die andere Stelle, die in ähnlicher, ev. sogar noch erheblicherer Stärke auf dieselben Reize mit ähnlichen Beschwerden antwortet oder früher geantwortet hat. Eine Reihe dieser Kranken hat natürlich von diesem Zusammenhang keinerlei Kenntnis und schätzt selbst geringere Kopfschmerzen mit ihren für die Psyche charakteristischen Folgen viel höher ein als die anderen Beschwerden. Wieder andere wissen sehr wohl, dass es bei den Aerzten beliebt ist, die über Vieles Klagenden den Neurasthenikern zuzurechnen, deren Beschwerden überhaupt nichts Reelles, Fassbares zugrunde läge und es daher ängstlich vermeiden, die übrigen Beschwerden zu erwähnen. Schliesslich gibt es auch eine Reihe von Patienten, die wirklich von Beschwerden an anderen Stellen keinerlei Ahnung haben, ev. früher vorausgegangene ganz vergessen haben.

Untersucht man aber alle über Kopfschmerzen Klagende mit Bezug auf die Stellen ihrer Beschwerden, so wird man zu einem Resultate kommen, das von der Medizin bisher ganz unbeachtet geblieben ist: **Der Kopfschmerz ist niemals eine isolierte Erscheinung, sondern ist regelmässig von einer Reihe von subjektiven wie objektiven Erscheinungen am Körper selbst begleitet, die nicht vernachlässigt werden dürfen.** Ich habe schon fast seit zwei Jahrzehnten eine Zahl von Kranken mit Kopfschmerzen zur Untersuchung bezw. Behandlung bekommen, wie sie nicht vielen Aerzten zur Verfügung steht. Dazu kommen noch die Untersuchungen meiner Schüler, die, nach denselben Grundsätzen durchgeführt, zu denselben Resultaten führten. Alle unsere Kranken werden nach genauer allgemeiner Untersuchung auf derartige Schmerzstellen am ganzen Körper befragt und untersucht, es sei denn, dass gar zu hohes Alter oder zu erhebliche Erregbarkeit, — beides Gründe, welche die Erregung anderer Reaktionen als unbedingt zu vermeiden vorschreiben — diese allgemeine Untersuchung auf N. P. verboten hätten. Ebenso gut wurde es bei keinem, uns wegen nervöser Beschwerden anderer Art zur Untersuchung gelangenden Kranken versäumt, auch den Kopf (die Schädelgegend) auf krankhaft empfindliche Stellen hin auf das genaueste zu untersuchen.

In den vielen tausenden Fällen haben wir so gut wie keinen Fall gefunden, bei dem nicht auch über die Punkte am Kopf hinaus sich andere krankhaft erregte Stellen vorgefunden hätten, die in einigen Fällen sogar für die Beurteilung und Behandlung sich wichtiger erwiesen, als die zuerst angegebenen Kopfschmerzen. Wohl weiss ich, dass diejenigen, welche sich bisher bemüht haben, den Kopfschmerzen auf mechanische Weise beizukommen und daher den Körper abtasteten, auch mitunter auf Stellen ausserhalb des Kopfes aufmerksam gemacht und diese in den Kreis ihrer Betrachtung und Behandlung gezogen haben. Aber das geschah immer nur gelegentlich und auf Grund besonders in die Augen springender Erscheinungen. An die methodische Verwertung dieser Tatsache in wissenschaftlicher wie therapeutischer Hinsicht hat bisher noch niemand gedacht. Von Müller-Gladbach, dessen Anschauungen an die meinen am meisten herankommen, ohne sich mit ihnen zu decken, will ich hier absehen und verweise auf das im II. Bande der Nervenpunktlehre Gesagte. Und wie beim Kopfschmerz der übrige Körper entsprechende nervöse Erscheinungen darbot, so zeigten auch so gut wie alle anderen nervösen Erkrankungen, mochten sie ihren Sitz haben, wo sie wollten, von ganz geringen Ausnahmen abgesehen, gleiche nervöse Erscheinungen im Bereiche des Kopfes. Das ist eine Reziprozität der Erscheinungen, die unmöglich zufällig sein kann, sondern uns mit zwingender Gewalt dazu führen muss, bei der Beurteilung wie Behandlung von Kopfschmerzen, wie auch anderswo sich zeigenden nervösen Erscheinungen, sich niemals mit dem gerade beklagten Körperteil zu begnügen. Die so beliebte, weil bequeme Einwendung, das sind alles nur Fälle von rein neurotischem (meist neurasthenischem) Kopfschmerz, wo es sich ja doch nur um eine krankhafte Vorstellung des Kranken mit ganz gleichgültigem Ausbreitungsgebiet handelt, muss mit aller Entschiedenheit zurückgewiesen werden. Es gibt keine Kopfschmerzform (natürlich abgesehen von den direkt begründeten wie bei Hirntumor usw.) wo nicht das Gesagte zuträfe, ganz abgesehen davon, ob der Kranke Zeichen einer allgemeinen psychopathischen Veranlagung im Sinne einer Neurose darbietet oder nicht.

Gehen wir nun zur Einteilung der verschiedenartigen Kopfschmerzerscheinungen über, so leuchtet es ohne weiteres ein, dass jede Einteilung eine falsche sein muss, welche den Kopfschmerz als Krankheit für sich ansieht und diesen Gesichtspunkt ihrem Einteilungsmodus zugrunde legt. Als krassestes Beispiel eines solchen Einteilungsschemas erwähne ich das von Auerbach, welcher unterscheidet:

A. Die selbständigen Formen des Kopfschmerzes.
   1. Der Migränekopfschmerz.
   2. Der neurasthenische (Ermüdungs-) Kopfschmerz.
   3. Der Knötchen- oder Schwielen- (rheumatische) Kopfschmerz.

B. Die Kopfschmerzen bei Erkrankungen einzelner Organe.
   1. Bei Erkrankungen des Gehirns
      a) bei Gehirntumoren,
      b) bei Gehirnabszessen,
      c) beim Hydrocephalus,
      d) bei der Meningitis und Encephalitis,
      e) bei der Pachymeningitis haemorrhagica interna,

f) bei der Lues cerebri und cerebrospinalis sowie bei der progressiven Paralyse,
g) bei der Arteriosclerosis cerebri,
h) bei Zirkulationsstörungen infolge von Herz- und Lungenkrankheiten,
i) der Kopfschmerz der Hysterischen,
k) der Kopfschmerz der Epileptiker,
l) der traumatische Kopfschmerz,
m) der Kopfschmerz bei anderen Hirn- und Rückenmarkserkrankungen.
2. Bei Erkrankungen der Sinnesorgane
a) der Augen,
b) der Nase und ihrer Nebenhöhlen, sowie der Zähne,
c) der Ohren.
3. Bei Erkrankungen des Magendarmkanals.
4. Bei Erkrankungen der Nieren.

C. Der Kopfschmerz bei Allgemeinerkrankungen.
1. Bei Infektionskrankheiten.
2. Bei akuten und chronischen Vergiftungen.
3. Bei konstitutionellen Krankheiten.

D. Die Kombinationen verschiedener Kopfschmerzformen — der sogenannte habituelle Kopfschmerz.

Ich kann nicht umhin, dieses Einteilungsschema als ebenso ungeordnet wie willkürlich zu bezeichnen. Dabei will ich zunächst vom Migränekopfschmerz, der noch besonders besprochen werden soll, absehen. Warum aber der neurasthenische Kopfschmerz eine ganz selbständige Stellung zu beanspruchen hat, während der hysterische bei den Erkrankungen des Gehirns ein bescheidenes Plätzchen findet, will mir ebenso wenig einleuchten, als warum neurasthenischer und Ermüdungskopfschmerz einerseits, Knötchen- oder Schwielen- und rheumatischer Kopfschmerz anderseits dasselbe sein sollen. Ebensowenig leuchtet mir ein, warum der Kopfschmerz bei Lues cerebri und Arteriosclerosis cerebri von dem bei Infektions- oder konstitutionellen Krankheiten weit getrennt wird. Unter B 1 wird ohne jeden einheitlichen Gesichtspunkt ganz willkürlich eine Reihe von primären oder sekundären Krankheitsprozessen genannt, denen dann der der Sinnesorgane gleichwertig zur Seite gestellt wird. Bei der Aufzählung von Kopfschmerz im Gefolge von Erkrankungen der Eingeweide finden nur die bei Magendarm- und Nierenerkrankungen Erwähnung, während die bei Herz- und Lungenerkrankungen (nur im Sinne der Zirkulationsstörung betrachtet) zwischen Arteriosclerosis cerebri und Hysterie (!)

an ganz anderer Stelle ihre Unterkunft finden und die fast jedem Mädchen schon praktisch bekannten Kopfschmerzen bei Störungen bzw. Erkrankungen im Bereich der weiblichen Sexualorgane als selbständig ganz unter den Tisch gefallen sind. Zwischen Infektionskrankheiten und konstitutionellen Erkrankungen finden wir ohne jeden ersichtlichen Grund die akuten und chronischen Vergiftungen künstlich hineingebracht, während andere wichtige Ursachen (z. B. der durch thermische Reize erzeugte) und der bei Entzündungsprozessen am Nerven selbst, der neuritische, trotz ihrer Wichtigkeit gar keine Unterkunft gefunden haben.

Zwar meint Auerbach selbst[1]), „eine systematische Einteilung der verschiedenen Kopfschmerzformen bietet bei dem heutigen Stand unseres Wissens erhebliche Schwierigkeiten". Aber so gross sind sie doch nicht, dass man nach Willkürlichkeit alles durcheinanderwerfen müsste, und jeder Autor berechtigt wäre, nach seinem Gusto ein durch keinerlei pathologisch-anatomische oder physiologische Gesichtspunkte begründetes Einteilungsschema aufzustellen.

Wollen wir absolut ein Einteilungsschema aufstellen, so dürfen wir dabei unter keinen Umständen vergessen, dass der Kopfschmerz lediglich ein Symptom ist und dass nur das Schema für alle Arten des Kopfschmerzes eine absolute Gültigkeit haben kann, welches auch für alle Krankheiten, bei denen jemals Kopfschmerzen vorgekommen sind, das heisst überhaupt für alle Krankheiten zutrifft. Selbstverständlicherweise haben nicht alle Krankheiten dieselbe Wichtigkeit für den Kopfschmerz, und wird ein Entzündungsprozess am oder gar im Schädel, eine mechanische Läsion dortselbst und dergl. mehr eine ganz andere Bedeutung bezüglich des nach ihm auftretenden Kopfschmerzes haben wie dieselben Schädigungen an entfernteren Körpergebieten. Aber dass selbst geringfügige Entzündungen oder andere Schädigungen, sagen wir z. B. am Fuss, mitunter bei sonst ganz gesunden Menschen schon genügen, um starken Kopfschmerz auszulösen, dürfte eine jedem Laien bekannte Tatsache sein.

Es gibt drei verschiedene Gesichtspunkte, von denen aus man jeden Kopfschmerz betrachten kann. Es sind dies:

A. die (zufällige) Ursache des Kopfschmerzes,
B. die (vorhandene) Veranlagung zum Kopfschmerz und
C. die Stelle des Kopfschmerzes.

Ich bemerkte schon, dass jede anscheinend vom Kopf selbst noch so entfernte Krankheit die Ursache zu Kopfschmerzen abgeben kann. Ja es brauchen nicht einmal ausgebildete Krankheiten zu sein. So genügen schon die im Körper sich abspielenden Vorkämpfe bei Infektionskrankheiten (das

---

[1]) l. c. S. 12.

Initialstadium derselben), um als eins der charakteristischen Symptome Kopfschmerzen zu verursachen. Ja manchmal, wenn es dem Körper gelingt, der in ihn eingedrungenen Infektionskeime Herr zu werden, ist der Kopfschmerz das Hauptzeichen für diesen glücklich zu Ende geführten Kampf. Auch dem allgemeinen Organismus im übrigen ganz unbemerkt bleibende Störungen im Mechanismus der Darmtätigkeit, die vermutlicher Weise eine Vermehrung der Aufnahme von Fäulnisprozessen im Darme herbeiführen, hallen in Kopfschmerzen wider. Man weiss, wie innig die Störungen der weiblichen Sexualvorgänge mit Kopfschmerzen kombiniert sind, und man ist sich, solange es denkende Menschen gibt, darüber klar, dass psychische Wellen scheinbar ohne jede organische Unterlage in Kopfschmerzen ihren sehr beredten Ausdruck finden können. Mit einem Worte, von den feinsten psychischen Vorgängen bis zu den gröbsten anatomischen Veränderungen des Körpers gehört der Kopfschmerz zu den häufigsten Begleiterscheinungen. Wollen wir aber absolut ein Schema für ihn aufstellen, so müssen wir dasselbe so allgemein wie möglich halten. Wenn wir dabei die (zufälligen) Ursachen für seine Entstehung als Gesichtspunkt nehmen, könnten wir den Kopfschmerz als Folge ansehen:

A. **von Reizen physikalischer (mechanischer, chemischer, thermischer, optischer, elektrischer) Art,**

B. **von pathologisch-anatomisch nachweisbaren Gewebsveränderungen und Gewebsbeeinflussungen, die**
   a) den Kopf (Schädel) selbst,
   b) den übrigen Körper ergriffen haben und von dort auf den Schädel direkt rückwirkenden Einfluss ausüben.

Hier würden die Kopfschmerzen ihre Unterkunft finden, welche sich im Anschluss an konstitutionelle und Infektionserkrankungen zeigen, welche auf abnorme Druckverhältnisse und ähnliches zurückzuführen sind.

C. **von psychischen Reizen.**

Wie bei allen Einteilungen sind auch hier die Grenzen keine absoluten und ist zumal die Kombination mehrerer Reize untereinander beinahe die Regel. So ist es z. B. eine Unmöglichkeit, bei Kopfschmerz, der sich bei Magendarmerkrankungen, bei Infektionskrankheiten usw. einstellt, den physikalischen Charakter zu vernachlässigen, der in den damit immer verbundenen, an Ort und Stelle entstehenden und durch die Blutbahn sich auch dem Gehirn mitteilenden chemischen Beeinflussungen liegt, wie andererseits auch jeder scheinbar rein physikalische Reiz durch die damit verbundenen vasomotorischen (Blutdruck-)Veränderungen im Zentrum Erscheinungen im Sinne der zweiten Kategorie hervorzurufen vermag. Ebenso dürfte es wohl keinen grösseren Insult im Sinne von A und B geben, der nicht mit Reizen rein psychischer Art kombiniert wäre. Wir sehen, dass wir nur selten eine Kategorie rein vor uns haben, sondern meist mit Kombinationen der verschiedenen Arten als Ursache von Kopfschmerzen rechnen müssen.

Was nun den zweiten Gesichtspunkt, die vorhandene Veranlagung für Kopfschmerz, anlangt, so ist diese absolut nicht so scharf ausgesprochen, dass man sagen könnte, je grösser die Anlage zu Kopfschmerzen ist, um so geringer braucht die Kopfschmerzursache zu sein. Es gibt hier wie bei allen nervösen Erscheinungen eine Vielgestaltigkeit, die geradezu phänomenal genannt werden muss. So ertragen z. B. Leute, die nach den geringsten Schädigungen mit den stärksten Kopfschmerzen reagieren, Schädigungen anderer Art, und wenn sie noch so schwer sind, ohne Kopfschmerzen davon zu tragen; ja diese Veranlagung wechselt mitunter sogar je nach der Verfassung, in welcher sich der Pat. gerade befindet und infolge anscheinend damit garnicht in näherer Beziehung stehender Begleitumstände derartig, dass z. B. heute ein ganz geringer Anlass genügt, starke Kopfschmerzen zu erzeugen, während morgen derselbe Anlass in viel stärkerer Form keinerlei Folgen dieser Art hervorruft. Sieht man aber von diesen in das rein psychische Gebiet gehörenden Merkwürdigkeiten ab, so kann man wohl sagen, dass einem jeden Individuum eine gewisse grössere oder geringere Anlage zu Kopfschmerzen mitgegeben ist, die sich nicht auf alle Kopfschmerzenursachen gleichmässig ausdehnt, sondern je nach der Art des betreffenden Reizes ausserordentlich wechselt. Ich will einige Beispiele hierfür angeben: So reagiert der eine auf die geringsten mechanischen Beeinflussungen am Kopfe oder auch am übrigen Körper sofort mit erheblichen Beschwerden, während er gegen thermische Reize, Alkohol, Tabak usw. gefeit zu sein scheint und Infektionskrankheiten ohne Kopfschmerzen absolviert. Beim zweiten verlaufen alle mechanischen Insulte, soweit sie nicht etwa andere Folgen nach sich ziehen, ohne Kopfschmerzen, während ein halbes Glas Wein, einige Züge aus der Zigarre mit den schlimmsten Attacken gebüsst werden müssen. Der eine sucht die Kälte auf, da er die Hitze seiner Kopfschmerzen wegen absolut nicht verträgt, während ev. bei seinem Bruder, der vielleicht im übrigen genau an denselben Kopfschmerzen leidet, das Gegenteil der Fall ist. Ein im übrigen nicht neurasthenischer Mensch bekommt bei den geringsten psychischen Anlässen (sowohl trüber wie freudiger Art) erhebliche Kopfschmerzen, während er sonst ganz immun zu sein scheint. Ein durch Kopfschmerzen aller Art fast bis zur Verzweiflung geplagtes Individuum betritt die schwankenden Schiffsplanken und fühlt sich von dem Augenblick an vollkommen frei von seinen Beschwerden, während ein anderer, der zu Lande niemals, oder so gut wie niemals Kopfschmerzen hat, von solchen als Haupterscheinung der Seekrankheit so lange gequält wird, als er sich an Bord befindet. Die eine Frau hat ihre Kopfschmerzen nur während einer Gravidität, während die andere diese Zeit als eine von Kopfschmerzen freie begrüsst. Ich könnte aus der Fülle des mir in dieser Hinsicht zur Verfügung stehenden Materials noch viele Hunderte verschiedener Variationen aufzählen, aber das Gesagte dürfte wohl genügen, um darzutun, wie unendlich vielgestaltig, ja kompliziert die angeborene Veranlagung zu Kopfschmerzen ist. Auf die Frage der neurotischen Veranlagung als Ursache der Kopfschmerzen will ich hier nur kurz eingehen. Ich habe diese Frage in ausführlicher Weise in dem 2. Bande meiner Nervenpunktlehre besprochen. Dass bei neurotischer Veranlagung zumal im Sinne der Neurasthenie Kopfschmerzen häufiger und leichter entstehen wie bei anderen Menschen, dürfte nach dem Wesen dieser Erkrankung ziemlich selbstverständlich sein. Aber zum Wesen der Neurasthenie gehört der Kopfschmerz an sich nicht. Es gibt (wenn auch wenige) Neurastheniker, Hysteriker, die gänzlich ohne Kopfschmerzen sind; auch ist der Kopfdruck, den man so gerne als das typische neurasthenische Stigma hinstellt, für die Neurasthenie ebensowenig pathognostisch, wie etwa die Migräne für die Hysterie. Es gibt eine Menge Menschen, die nach gewissen begründeten oder unbegründeten Anlässen ausgesprochenen Kopfdruck empfinden, ja ev. ziemlich erheblich dadurch in ihrer Arbeitsfähigkeit oder ihrem Lebensgenuss gestört werden, ohne im mindesten neurasthenisch im eigentlichen Sinne zu sein. Insofern ist die Einteilung: neurasthenischer Kopfschmerz, zumal in ihrer Grundunterscheidung vom hysterischen, ganz und gar unhaltbar. Bei der Neurasthenie kann jede Art von Kopfschmerz vorkommen, der dann neben der neurotischen Veranlagung auch noch (zufällige) Ursachen im angegebenen Sinne haben wird.

Ich komme nun zum dritten Gesichtspunkt, der Stelle des Schmerzes. Schon zu Anfang meiner Ausführungen erwähnte ich, welchen Irrtum Patient und medizinische Wissenschaft begehen, indem sie den Sitz der Kopfschmerzen so gut wie immer in das Schädelinnere verlegen. Dieser Irrtum ist allerdings in keiner Weise den Kopfschmerzen allein zuteil geworden. Der heutige Stand der Wissenschaft belehrt uns ja dahin, dass allen Schmerzen, für die wir nach unseren noch recht unvollkommenen, der Gefühlstechnik so gut wie ganz entbehrenden Untersuchungsmethoden keinen Grund zu finden wissen, zumal wenn sie scheinbar ohne jeden gesetzmässigen Zusammenhang nach der kleinsten Ursache, sogar ohne solche aufzutreten belieben, eine pathologisch-anatomisch begründete Ursache an Ort und Stelle nicht zuzusprechen ist. Im 2. Band der Nervenpunktlehre glaube ich genügend darauf hingewiesen zu haben, welches Unrecht man den Neurotikern zufügt, indem man ihre Leiden ganz des peripheren Anteils entkleidet, nur dem Zentrum, d. h. krankhaften psychischen Vorstellungen zuschreibt. Der Kopfschmerz macht in den neueren

Arbeiten insofern eine Ausnahme, als man ihn nur zu einem kleinen Teil direkt neurotisch (rein psychisch verankert) hält. In der Mehrzahl der Fälle erklärt man ihn als die Folge einer Reizung der Ganglien oder der Duraläste des Quintus, die Ursache in zum Teil mechanischen Schädigungen derselben suchend. Gewiss wird in einem Teil der Fälle eine Reizung dieser Stellen den Schmerz an die Oberfläche projizieren und dem betreffenden Kranken unerträgliche Schmerzen verursachen. Ich habe persönlich auch schon eine Reihe derartiger Kranken untersuchen und durch das so gut wie vollkommene Fehlen peripherer Nervenpunkte den Sitz des Herdes als im Innern des Schädels nachweisen können. Gottlob sind diese Fälle, die sich bei offenbaren Hirnerkrankungen wie progressiver Paralyse, genuiner Epilepsie, Hirntumoren, Arteriosklerose der Hirnarterien, Lues cerebralis, Schädelverletzungen mit Beteiligung der Hirnoberfläche usw. vorfanden, im Verhältnis zu den peripher begründeten Kopfschmerzen ausserordentlich selten.

Lassen wir bei unseren Betrachtungen alle die Fälle mit rein zentralem Sitz ausscheiden, so bleibt uns noch eine ganz ungeheuer grosse Menge von Kopfschmerzkranken, bei denen es durch eine einfache Untersuchung möglich ist, die Stelle ihrer Beschwerden als extrakraniell gelegen und dem Finger leicht zugänglich nachzuweisen. Wenn ein Kranker bisher über Kopfschmerzen klagte, so begnügte man sich damit, die Gegend derselben (Stirn, Augengegend, Schläfe, Scheitel, Hinterkopf, einseitig, doppelseitig, oberflächlich, tief, Beginn vorn oder hinten [1]) festzustellen. Vielleicht kam der eine oder andere mal auf den Gedanken, irgend einen vorgeschriebenen Valleix'schen Druckpunkt (in rein diagnostischer, niemals therapeutischer Absicht) abzutasten, im übrigen aber fiel es so gut wie niemanden ein, diese Angaben des Kranken durch methodisches Nachtasten zumal mit Hilfe einer ausgebildeten Gefühlstechnik nachzuprüfen, wie es die N.-P.-Untersuchung als erste Bedingung vorschreibt. Von den auf rein vasomotorische Gesichtspunkte aufgebauten Naegeli'schen Handgriffen will ich absehen, ich habe deren bereits mehrfach in früheren Arbeiten Erwähnung getan. Auf die Behandlung des Schwielenkopfschmerzes werde ich noch ausführlich zu sprechen kommen.

Die N. P.-Untersuchung beweist, dass einer jeden Kopfschmerzstelle ein objektiv nachweisbarer sensibler Nervenpunkt zugrunde liegt, dessen Erregung den betreffenden Schmerz erzeugt, und mit dessen Beseitigung auch die betreffende Beschwerde verschwindet. Da der Ausdruck Nervenpunkt nichts anderes bedeutet, als eine Stelle am Körper, die auf einen normalen Reiz in krankhafter Weise antwortet (auf krankhaften demnach

---

[1] cf. Auerbach, l. c. S. 8.

mit noch erhöhter Stärke), so ist mit dem Worte nichts anderes gesagt, als dass hier ein im Körper gleich wo sich geltend machender (normaler und zumal auch krankhafter) Reiz in krankhafter Weise widerhallt. Ein peripherer Kopfschmerz ohne peripheren Nervenpunkt ist demnach eine völlige Unmöglichkeit, genau wie es keinen „neuralgischen" Schmerz an irgendeiner Körperstelle ohne solchen geben kann. Wir finden die sensiblen Nervenpunkte beim Kopfschmerz genau entsprechend den Klagen des Patienten. Zunächst kommen die Austrittsstellen der grösseren Nerven, die Gegend der Nähte, der Muskelansätze, dann die Umrahmung der Augenhöhle, das Gewebe der Mm. temporalis, frontalis, occipitalis usw. in Betracht. Mitunter sind die typischen Austrittsstellen ganz normal empfindlich, dagegen von der Austrittsstelle entfernt gelegene ganz umschriebene Stellen im Bereich des betreffenden Nerven (z. B. am N. frontalis) enorm schmerzhaft. Dass die betreffenden Nervenstämme, wie es Pazeller (Meran) gefunden hat, eine typische Schwellung aufweisen, kann möglich sein; ich selbst war meist nicht in der Lage, die Nerven so deutlich durchzufühlen, oder von den in seiner Umgebung liegenden Gefässen so genau zu isolieren, dass ich das mit Gewissheit behaupten vermöchte. Die Untersuchung darf sich demnach niemals auf die bekannten Valleixschen Punkte, die gegebenen anatomischen Verhältnisse allein erstrecken, man muss — zumal auf Grund der geäusserten Klagen — den ganzen Schädel auf das genaueste abtasten und keinerlei Narben oder andere Abnormitäten ausser acht lassen. Dann wird bei jeder Kopfschmerzuntersuchung die Ausbeute an typischen Nervenpunkten eine reichliche werden. Nicht allein, dass alle Stellen, wo der Betreffende klagt, durch die bezüglichen Nervenpunkte belegt werden, darüber hinaus finden sich je nach der Art des Falles mehr oder minder charakteristische Nervenpunkte vor, die entweder schon vorausgegangene, zum Teil eventuell schon vergessene oder erst in der Entwicklung begriffene Schmerzstellen aufdecken. Es wäre jedoch eine grosse Unterlassungssünde, wenn man sich nach der Abtastung des Schädels mit den hier vorgefundenen Nervenpunkten begnügte. Nach dem Schädel kommt die genaue Abtastung des Gesichts, dann die des Nackens, der Schulter, des Rückens, der Brust, der Arme und Beine, kurz des ganzen Körpers. Bei den innigen Beziehungen, in welchen alle im Körper vorhandenen Nervenpunkte miteinander stehen, ist es kein Wunder, wenn die mannigfaltigsten Variationen, was den Sitz der Beschwerden anlangt, vorkommen. So ist ein Patient mitunter gewöhnt, dass ein und derselbe Reiz heute mit Kopfschmerzen, morgen mit Schmerzen in den Beinen, im Rücken, oder mit Herzklopfen, Uebelkeit usw. antwortet. Mancher Patient hat mir scherzend gesagt, heute habe er seine Kopfschmerzen in den Beinen, oder er habe seine Ischias ausnahmsweise am Kopf und der

Variationen viele! Sehr interessant war mir in dieser Hinsicht eine eben erschienene Veröffentlichung von Sir Lander Brunton[1]), welcher ganz auf dem Boden der Dubois-Reymondschen Anschauung bezüglich der Genese von Kopfschmerz (Migräne) stehend, bereits im Jahre 1899 einen „Kopfschmerz im Bauche" beschrieb, wo sich Schmerzen im Kopfe mit solchen im Bauche abwechseln, wie er von der Stirn nach dem Hinterkopf wandert. Andere Patienten wieder wissen, dass bei dem einen Reiz Kopfschmerzen, bei dem anderen Rückenschmerzen, bei dem dritten Schmerzen in Armen und Beinen aufzutreten pflegen. Wieder andere unterscheiden in ihrem Leben ganz typische Abschnitte, wo in dem einen Kopfschmerzen, in dem anderen Schmerzen oder andere nervöse Beschwerden in anderen Körperstellen vorgeherrscht haben. Auch hier herrscht eine Vielgestaltigkeit, die das Studium der Nervenpunkterscheinungen in ganz besonderer Weise interessant gestaltet. Es ist mir geradezu unfasslich, wie die medizinische Wissenschaft bisher an allen diesen Erscheinungen interesselos vorbeigegangen ist. Nach den Gesetzen der N.-P.-Lehre ist es selbstverständlich, dass der Kopfschmerz niemals eine auf die Schädeloberfläche allein isolierte Krankheitserscheinung darstellen kann, sondern dass sie eine Teilerscheinung ist, welche durch den Sitz der Nervenpunkte in der Nähe des Centralorgans wohl besonderes Interesse für sich beanspruchen darf, aber trotzdem niemals — wie es bis heute fast ausschliesslich geschehen ist — zur Beurteilung und Behandlung gelangen darf, ohne dass man die von demselben Gesichtspunkt zu beurteilenden Erscheinungen am ganzen Körper auch in den Kreis seiner Betrachtungen zieht.

Die soeben entwickelten Befunde über den Sitz der Kopfschmerzen müssen notgedrungen den Gedanken in uns wachrufen, dass es bei der Entstehung dieser Beschwerden ausser der (zufälligen) Reizursache und der (vorhandenen) allgemeinen Veranlagung doch noch ein drittes Moment geben muss, das bei dem ganzen Prozess eine nicht zu übersehende Rolle spielt. Dass dies die betreffende Stelle ist, wo der Kopfschmerz empfunden wird oder, richtiger ausgedrückt, wo auf die vorhin angegebene Weise der Sitz des betreffenden Schmerzes festgelegt werden kann, liegt nach dem Gesagten auf der Hand.

Es ist für die ganze Beweisführung von grosser Wichtigkeit und für den Untersuchungsgang sehr bequem, dass man bei der Festlegung der für den Kopfschmerz ausschlaggebenden sensiblen Nervenpunkte von der Zufälligkeit unabhängig ist, ob der betreffende Kranke in dem Augenblicke der Untersuchung gerade Kopfschmerz empfindet oder nicht. Leidet eben

---

[1]) Sir Lander Brunton, Funktionelle Krankheiten der Arterien. Berliner klin. Wochenschr. 1913. Nr. 5.

ein Mensch an häufiger wiederkehrenden Kopfschmerzen, so vermag der mit der Technik der N.-P.-Untersuchung vertraute Arzt die Stellen desselben ganz unabhängig vom Kranken, ja ohne sie selbst nur im mindesten zu wissen, durch den objektiv geführten N.-P.-Nachweis festzustellen. Für den mit den Grundgesetzen der N.-P.-Lehre nicht Vertrauten sei hier bemerkt, dass der normale Fingerdruck, wenn er einen sensiblen Nervenpunkt trifft, d. h. eine Stelle, die auf normalen Reiz in krankhafter Weise reagiert, eine centripetale Welle anzeigt, die dem Bewusstseinscentrum des Kranken sich mitteilend, beim Untersuchten das Gefühl einer abnormen Empfindung hervorruft, aber gleichzeitig auf centrifugalem Wege an Ort und Stelle eine ganz charakteristische, umschriebene Muskelspannung nach sich zieht, die der für die kleinsten derartigen Muskelzuckungen bzw. Spannungsunterschiede eingeschulte Finger des untersuchenden Arztes sofort als krankhaft empfindet. Ich will diesen Vorgang an einigen Beispielen belegen: Da kommt zu mir ein Patient, der angibt, er sei so empfindlich, dass der geringste Zug, die minimalste Schwankung des Barometerstandes, der Feuchtigkeit der Luft usw. die stärksten Kopfschmerzen nach sich ziehe. Andere beklagen eine Hinfälligkeit bezüglich Alkohol, Tabak, Gerüchen, körperlicher Anstrengung, gastrischen Reizen usw., die in keinem Verhältnis zu ihrer Körperkonstitution, ihrem sonstigen Wohlbefinden stehen Wieder andere erzählen mir gelegentlich, ohne an eine ärztliche Konsultation zu denken: ehe sie Schnupfen oder eine andere Indisposition (so die als Sammelnamen für alles Mögliche dienende „Influenza") bekämen, merkten sie das ganz genau an Schmerzen, die an bestimmten Stellen des Kopfes aufträten und sich in bestimmter Weise unangenehm bemerklich machten (genau dasselbe kann natürlich auch bei allen möglichen anderen Stellen des Körpers vorkommen). Wieder andere erzählen dasselbe als Nachwirkungen derartiger Infektions- oder anderer Erkrankungen. Nehmen wir an, alle diese Menschen böten an sich absolut keinerlei Erscheinungen einer Neurose, zumal neurasthenischen Veranlagung (natürlich wird das bei der Ubiquität dieser Leiden nicht häufig der Fall sein); sie kämen alle zu mir in einer Zeit, wo sie keinerlei Beschwerden verspüren, sie kämen gar nicht einmal zu mir, um ärztlichen Rat zu erholen, und ich wüsste von allen diesen Vorgängen nichts. Sie bäten — sagen wir gleichsam aus Spielerei — um eine Untersuchung (ich habe dergleichen Untersuchungen in früheren Jahren in methodischer Weise bei Offizieren und Soldaten in grosser Anzahl ausgeführt). Und was geschieht? In wenigen Sekunden empfindet der Untersuchte an bestimmten, d. h. für seinen Kopfschmerz ganz charakteristischen Stellen genau denselben Schmerz, wie er ihn nach den ihm bekannten Ursachen zu empfinden gewohnt ist. In einer Anzahl von Fällen genügt bei Leuten, bei denen die Kopfschmerzen schnell zu entstehen pflegen, ein leiser Druck auf nur eine besonders empfindliche Stelle, um im Nu einen ganz typischen verbreiteten Kopfschmerz hervorzurufen. Es ist also durch einen scheinbar ganz gleichgültigen Druck gelungen, genau dasselbe zu erzeugen, was die dem betreffenden Individuum als besonders schädlich bekannten Reize taten. Und da weder der Arzt die Stellen vorher kannte, noch auch der Patient im mindesten ahnte, um was es sich bei dem Druck handelte, so wurde dabei jede Suggestion ausgeschlossen. Ich glaube, eine geschlossenere Beweisführung als die hier angegebenen Experimente kann man sich für die von mir vertretene Ansicht von dem peripheren Sitz der meisten Kopfschmerzen wohl nicht denken, und wenn dergleichen Tatsachen „als bodenlose Spekulation bezeichnet wurden, die sich nicht scheue, ohne vernünftigen Grund die wenigen einigermassen sicheren Fundamente (!) einzureissen", dann kann man ruhig behaupten, dass eine derartige, durch keine Kenntnis der hier in Frage kommenden Erscheinungen unterstützte Kritik in wissenschaftlicher Hinsicht ebenso haltlos ist, wie der hier und anderswo angeschlagene Ton der Polemik als in hohem Masse bedauerlich und ungehörig bezeichnet werden muss. Aerzte, die sich ihre Unbefangenheit selbst gegenüber gegnerischer Ansicht bewahrt haben, werden nicht umhin können, diese durch so viele Untersuchungen von meiner und meiner Schüler Seite belegten Befunde auf Grund einer methodisch ausgebildeten Gefühlstechnik nachzuprüfen. Sie werden dann finden, dass beim Kopfschmerz, soweit er peripher gelegen ist, ganz unabhängig von der ihn hervorrufenden (zufälligen) Ursache und der in dem betreffenden Individuum vorhandenen allgemeinen Veranlagung der Sitz (d. h. die betreffenden Nervenpunkte) von einer ganz ausschlaggebenden Bedeutung ist, und dass eine Besprechung, Beurteilung und Behandlung von Kopfschmerzen, ohne dass man die hier in Betracht kommenden Nervenpunkte berücksichtigt, einen Torso darstellt.

Wenn ich von den schon erwähnten Naegelischen Handgriffen absehe, die von rein vasomotorischen Gesichtspunkten ausgehen, dabei aber unbeabsichtigt mitunter typische N.-P.-Beeinflussungen darstellen, haben wir eine, wenn auch ganz unmethodische und von anderen Gesichtspunkten und Voraussetzungen ausgehende mechanische N.-P.-Beeinflussung in der von der schwedischen Schule [Norström[1]), Henschen, Wretlinds] begründeten, von Edinger, Auerbach u. A. weiter durchgeführten Massage bei Schwielen- oder Knötchenkopfschmerz. Liest man die zahlreichen, hier in Betracht kommenden Schriften durch, dann kommt man nicht von dem

---

[1]) Von den vielen Veröffentlichungen Norströms seien erwähnt: Der chronische Kopfschmerz und seine Behandlung mit Massage, übersetzt von Fischer. 1. Aufl. 1903, 2. Aufl. 1910. Chronisch-rheumatische Muskelentzündungen und ihre Behandlung durch Massage. 1909.

Gedanken los, wie ist es zu erklären, dass gerade muskuläre Vorgänge im Sinne einer Myositis, zumal die Narben derselben, das Muskelknötchen, die Muskelschwiele an allen den vielen Kopfschmerzen schuld sein sollen, und dass diese Knötchen und die „rheumatische" Noxe als identisch zu betrachten sind? Gewiss kann ein Fremdkörper, wie eine Schwiele, auf einen benachbarten Nerven drücken und ihn dadurch schmerzhaft machen. Ferner wie kommt es, dass bei dieser örtlichen Reizung, die doch meist im Bereiche des Plexus cervicalis stattfindet, die Duraläste des Trigeminus so prompt mitschmerzen? Noch viel weniger will es mir einleuchten, dass die doch immerhin abgelaufene Prozesse darstellenden und daher toten Narben (im dritten, dem Indurationsstadium Norströms)[1] so plötzlich auf ganz geringfügige Reize wieder beginnen, schmerzhaft zu werden und zwar so schnell, dass weder für das An- noch das Absteigen der Erscheinungen irgend welche Entzündungsvorgänge angeschuldigt werden können. Das sind Fragen, welche niemals durch den „Schwielen-Kopfschmerz" beantwortet werden können. Dazu kommt noch folgende, jedem in der N.-P.-Untersuchung erfahrenen Arzte geläufige Tatsache: Die sogenannten **Knötchen oder Schwielen stellen gar nicht den Sitz der Schmerzhaftigkeit dar.** Diese Knötchen oder Schwielen sind an sich vollkommen unempfindlich, wie es eigentlich auch ganz selbstverständlich ist, da sie ja aus „totem" Narbengewebe bestehen. Die eigentliche Schmerzhaftigkeit kann aber sehr wohl in der nächsten Umgebung des narbig entarteten Gewebes liegen. Norström teilt die Muskelentzündung in drei Stadien ein[2]:

1. In das Schwellungsstadium;
2. in das Resistenzstadium, wenn die entzündete Partie sich dem Drucke mehr oder weniger resistent erweist, obwohl sie noch eine gewisse Elastizität bewahrt hat;
3. das Indurationsstadium, wobei die Konsistenz sehr hart ist, bisweilen so hart wie Knorpel und jede Elastizität fehlt.

Wie sich Norström den Unterschied zwischen 1. und 2. denkt, ist mir nicht klar geworden. Denkt man pathologisch-anatomisch, so müsste man lediglich das noch im entzündlichen Stadium befindliche Gewebe von dem im abgelaufenen (narbigen) trennen.

Die von Norström inaugurierte Schule geht bei allen ihren Untersuchungen nur von den im Muskelgewebe sich vorfindenden Entartungen aus und zieht auch nur sie in den Kreis ihrer Behandlung. Nach der

---

[1] Norström, Der chronische Kopfschmerz und seine Behandlung durch Massage. 2. Aufl. S. 20.
[2] Norström, l. c. S. 20.

Schwielen-Theorie besteht alles Heil darin, diese Schwielen so weit wie möglich zu zertrümmern. Wer nun weiss, wie unendlich widerstandsfähig eine narbig entartete Stelle ist, und welchen unüberwindlichen Schwierigkeiten man begegnet, wenn man versucht, ein derartig verhärtetes, zumal noch tief in der Muskulatur gelegenes Knötchen zu zertrümmern, der wird Kranken und Arzt bedauern, wenn sich Letzterer derartiges vorgenommen hat. Ich habe tatsächlich einige Patienten gehabt, bei denen das wirklich versucht worden war. Wenn Eulenburg[1]) sagt: Wer auf myogenen Ursprung der Migräne zu schwören geneigt ist, erwartet natürlich alles Heil von der Behandlung der angenommenen, meist durch abnorme Druckschmerzhaftigkeit gekennzeichneten Stellen der Kopfnackenmuskulatur mittels einer — soviel ich gesehen habe, oft sehr peinigenden und dabei im ganzen wenig erfolgreichen — systematisch durchgeführten „Druckpunktmassage", so wirft er die Norströmsche Methode und Ansicht mit der Nervenpunktbehandlung in einen Topf. Es kann daher sein durch eigene Kenntnisse nicht unterstütztes Urteil in keiner Weise als massgebend angesehen werden. Ich zweifle keinen Augenblick an den Erfolgen, welche die Anhänger der Massage im Norströmschen Sinne erreicht haben wollen. Sie sind mir sogar nach der N.-P.-Lehre völlig erklärlich. Wenn ich aber, gestützt auf die Beobachtungen der N.-P.-Behandlung, diese Erfolge zergliedere, so kann es für mich keinen Zweifel darüber mehr geben, dass diese Erfolge nur zufällig und unmethodisch zu erzielen waren.

Ich nenne sie zufällig, denn wenn die massierenden Aerzte (bei Auerbach z. B. sind es in der Hauptzahl Laien!) die Schwielen bearbeiten, treffen sie notwendigerweise die in nächster Umgebung der Schwielen liegenden Nervenpunkte. Es besteht ein direkt grundlegender Unterschied zwischen der Massage der Muskelschwielen und der N.-P.-Behandlung insofern, als man bei ersterer auf die dauernd verhärteten Stellen im Muskelgewebe fahndet und diese zum Angriffspunkt seiner Behandlung nimmt, während man bei der N.-P.-Behandlung diese an sich in Ruhe lässt, dafür aber nach Stellen in der Muskulatur sucht, wo ein an sich normaler Druck sich durch eine sofort entstehende Muskelspannung äussert. Diese Stellen durch die methodische mechanische Behandlung wie für Druck, so auch für alle anderen bisher krankhaft empfundenen Reize unempfindlich zu machen, ist der ganze Endzweck der N.-P.-Behandlung.

Dass eine nur auf Beseitigung der Schwielen gerichtete Behandlung auch als unmethodisch bezeichnet werden darf, geht schon aus dem einen Gesichtspunkt hervor, dass man bei der Untersuchung auf die Ursache der vorhandenen (Kopf-) Schmerzen nur auf wirklich pathologisch ver-

---

1) Eulenburgs Real-Enzyklopädie. 4. Aufl. Bd. 9. S. 425.

änderte Stellen eingeht, sich aber um die Stellen der geäusserten Schmerzen gar nicht kümmert, wenn sich dort nicht derartig nachweisbare tote Veränderungen vorfinden. Von diesem Gesichtspunkt aus werden selbst bei Kopfschmerzen, die sich fast nur im Vorderkopf vorfinden, meist der Hinterkopf und Nacken bearbeitet. Dass bei Beurteilung derartiger Kopfschmerzen die übrigen Körperteile, soweit sie nicht in die Finger springende Muskelveränderungen darbieten, ganz und gar vernachlässigt werden, das ist hier, wie bei allen anderen Methoden, selbstverständlich.

Dem Schwielen- oder Knötchenkopfschmerz setzt man, durch Norströms Vorgang veranlasst, meist das Epitheton „rheumatisch" hinzu.

„Rheuma ($\acute{\varrho}\varepsilon\tilde{v}\mu\alpha$, das Fliessende), früher der Fluss, im allgemeinen z. B. Blutfluss, Bauchfluss oder Durchfall, Nasenfluss oder Katarrh usw.; dann auch ein im Körper herumziehender Krankheitsstoff, der den „rheumatischen" Affektionen zugrunde liegen sollte."

„Rheumatisch nannte man früher alle durch ein „Rheuma" bedingten Krankheiten. Jetzt versteht man darunter durch Erkältung oder unbekannte atmosphärische Einflüsse entstandene Affektionen, die öfters mit heftigen, reissenden Schmerzen einhergehen, speziell den Muskel- und Gelenkrheumatismus und ihre Komplikationen."

„Muskelrheumatismus: Erkrankung, deren Hauptsymptom ein eigenartiger reissender Schmerz einzelner Muskelgruppen infolge sogenannter „rheumatischer" Schädlichkeiten ist, ohne dass gröbere anatomische Veränderungen vorhanden sind."

Wenn ich diese der Terminologie von Guttmann entnommenen „Erläuterungen" des Begriffes rheumatisch zergliedere, so muss ich zu dem betrübenden Resultat kommen: sie sagen mir eigentlich gar nichts, als nur die Tatsache, dass der Körper mitunter auf Witterungseinflüsse in recht unangenehmer Weise zu antworten pflegt. Die systematisch durchgeführte N.-P.-Untersuchung von Menschen, welche an dergleichen „rheumatischen" Beschwerden leiden, beweist mit nicht zu widerlegender Sicherheit, dass alle diese Menschen ganz bestimmte Stellen aufweisen, die auch schon auf einfachen Druck in genau derselben Weise mit „reissenden" Schmerzen reagieren, wie sie es auf Witterungseinflüsse tun, und dass eine Reihe anderer Reize genau dieselben Erscheinungen zeitigt. Sie beweist ferner, dass mit Beseitigung dieser für den betreffenden Kranken festgelegten Stellen auch die sogenannten „rheumatischen" Beschwerden aufhören. Alle diese Beschwerden sind demnach an ganz bestimmte Stellen gebunden, und der Witterungseinfluss stellt nur die gelegentliche (für den Betreffenden mitunter gewöhnlichste) Ursache für die Erregung dieser Stellen dar. Diese Stellen brauchen aber absolut nicht nachweisbare organisch veränderte Gewebsverhältnisse darzubieten. Dass eine Stelle, die mehrfach auf Reize nicht allein in zentripetaler Hinsicht mit Schmerzen, sondern auch in zentrifugaler Hinsicht mit Anomalien in vasomotorischer oder sekretorischer Hinsicht (im weitesten Sinne) zu antworten pflegt, schliesslich zu Gewebsveränderungen in Form von Narben, Schwielen führt, ist nicht weiter verwunderlich. Aber im Augenblick, wo diese Entartung durchgeführt ist, scheidet die Stelle als lebendes, reaktionäres Gewebe aus und wird höchstens nur noch in rein mechanischer Weise auf seine Umgebung reizend wirken. So kann es also kommen, dass sich im Anschluss an „rheumatische" Affektionen Knötchen oder Schwielen bilden, doch dürfte der von ihnen ausgehende Reiz gegenüber der noch nicht bis zur Entartung durchgeführten, auf Reize „rheumatischer" und anderer Art reagierenden Stelle sowohl was Zahl, als was Bedeutung anlangt, keine besondere Rolle spielen.

Die Frage, auf welche Weise die schmerzhaften Stellen entstanden sind, ist mit Hülfe unserer heutigen Kenntnisse kaum zu lösen. Man wird nicht darüber hinwegkommen, dass hier konstitutionelle Veränderungen die Hauptursache abgeben, die vielleicht auch als die Folge von Stoffwechselstörungen anzusehen sind. Harnsäureablagerungen können es jedenfalls in einer Reihe von Fällen sein, brauchen aber nicht die alleinige Ursache darzustellen. Jedenfalls beeinflussen sie die nervöse Reizbarkeit des Körpers im Sinne des Neuroarthritismus (Charcots) oder des mehr allgemein gefassten Neurometabolismus Flataus[1]). Goldscheider[2]) fahndet nach dem Finger fühlbaren Urataablagerungen (Tophi). Man muss aber bedenken, dass der Körper schon längst auf dergleichen Fremdstoffablagerungen in ganz bestimmter Weise reagieren wird, ehe es zu so fühlbaren Depots gekommen ist und dass, wenn dergleichen Depots sich an einigen wenigen Stellen vorfinden, sich logischerweise derartig beeinflusste Stellen in Menge vorfinden werden, bei denen es selbst für das feinste Gefühl unmöglich sein wird, diese Ablagerungen durchzufühlen.

Uebertragen wir diese Gesichtspunkte auf den hier in Betracht kommenden Kopfschmerz, so wird es nun nicht mehr schwer fallen, für die grosse Anzahl von Kopfschmerzen, die sich auf sogenannte „rheumatische" Reize einzustellen pflegen, eine einleuchtende Erklärung 'zu finden. Man muss dabei allerdings die Anschauung fallen lassen, dass der „rheumatische" Einfluss etwas Besonderes darstelle. Er mag vielleicht in einer Reihe von Fällen eine grosse Rolle spielen, aber er hat bei den vielen Erregungsursachen keineswegs eine Sonderrolle zu beanspruchen. Man muss ferner lernen, die sich hier vorfindenden Reizstellen auf das ge-

---

1) Flatau, Die Migräne. S. 186.
2) Goldscheider, Ueber atypische Gicht. Zeitschr. f. physik. u. diätet. Therapie. 1912. Nr. 6.

naueste zu erforschen und seine Aufmerksamkeit weniger den toten, d. h. reaktionslosen Narben (Knötchen, Schwielen) oder Ablagerungen im Sinne von Tophi, sondern den so reaktionsbereiten Nervenpunkten zuzuwenden. Dass damit die Technik der Behandlung eine ganz andere werden muss, braucht man ebenso wenig zu betonen, wie es einem von diesen Gesichtspunkten ausgehenden Arzte niemals einfallen wird, eine so subtile, sich auf den ganzen Körper erstreckende Behandlung einem Laienmasseur zu überantworten.

Gehe ich nun noch kurz auf die Behandlung der Kopfschmerzen ein, so hat dieselbe ebenfalls drei verschiedene Gesichtspunkte zu berücksichtigen:

1. Die Beseitigung (Linderung), Verhütung der zufälligen äusseren Kopfschmerzursachen,
2. die Herabsetzung der vorhandenen Kopfschmerzanlage und
3. die Beseitigung und Verhütung der Nervenpunkte bezw. die Herabsetzung ihrer Erregbarkeit.

Die Erkenntnis der unter Nr. 1 zusammenzufassenden (zufälligen) Ursachen des Kopfschmerzes stellt an die Beobachtungsgabe des Arztes mitunter die grössten Anforderungen. Gibt es doch bei der Allgemeinheit des Kopfschmerzes als Symptom keine Krankheit, die nicht in Frage kommen könnte; ja es ist der Gesichtspunkt nicht zu vernachlässigen, dass sich mehrere Krankheiten in die Schuld, Kopfschmerzen hervorzurufen, teilen. Gelingt es uns, die äussere Ursache des Kopfschmerzes nachzuweisen, so ist es unsere erste Aufgabe, dieselbe, soweit es möglich ist, auszuschalten, bezw. ihre Wirkung zu mildern.

Es ist hier nicht meine Aufgabe, auf alle die verschiedenartigen Gesichtspunkte und Methoden einzugehen, welche für geeignet gehalten werden, dieses Ziel zu erreichen. Es deckt sich das mit der gesamten heute üblichen Therapie. Ebensowenig kann ich mich hier näher mit den Versuchen abgeben, welche die allgemeine Anlage herabsetzen sollen. Da ein „nervös erregter" Mensch viel eher auf Schädigungen aller Art mit Kopfschmerzen antwortet als ein anderer, dürfte jede Massnahme, welche die Erregbarkeit herabsetzt, von Wert sein. Aber beide Gesichtspunkte allein können keinen dauernden Erfolg ergeben, solange nicht die als Sitz der Beschwerden in Frage kommenden Nervenpunkte in den Bereich der Behandlung gezogen werden. Vielfach handelt es sich um allgemeine Erkrankung zumal konstitutioneller Art, deren Beseitigung uns überhaupt nicht gelingen wird, ebenso häufig sind die Schädigungen (ich erinnere an die physikalischen und psychischen) an sich derart geringe, dass sie unvermeidbar sind. Schliesslich werden alle Massnahmen, die allgemeine Erregbarkeit herabzusetzen, zuschanden werden, wenn die vorhandenen Nervenpunkte jeden, auch den kleinsten Reiz aufnehmen und so den Kranken niemals zur Ruhe kommen lassen. Wir müssen also unter allen Umständen die vorhandenen Nervenpunkte in den Kreis unserer Behandlung ziehen und alles tun, um ihr Entstehen zu verhüten und ihre Erregbarkeit so weit wie nur möglich herabzusetzen. Welche Methode hierzu verwandt wird, ist im Prinzip ganz gleichgültig, nur muss man sich im Laufe der Behandlung durch methodische Untersuchung derselben überzeugen, dass sie auch wirklich in ihrer Erregbarkeit zurückgehen. Wenn nun bei der Festlegung der betreffenden N. P. die rein mechanische Methode den Vorrang behauptet, dann wird sie auch bei ihrer Beseitigung bezüglich Wirksamkeit vor den übrigen sich auszeichnen, wobei natürlich in keiner Weise behauptet werden soll, dass man die übrigen Methoden nicht noch dazu zu Hilfe nehmen dürfe. Es kann nach dem Gesagten nicht überraschen, dass eine Kopfschmerzbehandlung im Sinne der Nervenpunktbehandlung sich auf alle vorhandenen N. P. ausdehnt, mögen sie sitzen, wo sie wollen, wenn sie nur erreichbar sind. Dabei macht man häufig genug die Erfahrung, dass bei Patienten, die zunächst wegen ihrer Kopfschmerzen kamen, sich im Laufe der Behandlung der Sitz der Hauptbeschwerden an ganz anderen Stellen herausstellt, wie andererseits Leute mit Algien oder anderen Beschwerden an irgend einer Körperstelle die am Kopf als ihre wesentlichsten Quälgeister sich entwickeln sehen. Das Spiel zwischen Kopf und Körper und vice versa ist in allen diesen Fällen ein so inniges, dass von einer Trennung der Behandlung keine Rede sein kann; und die Vielgestaltigkeit der bei der Behandlung entstehenden Reaktionen aller Art ist eine so grosse, dass ein jeder noch so einfache Kopfschmerz als der Teil eines in seiner Kompliziertheit ans Wunderbare grenzenden Krankheitsprozesses anzusehen ist.

B. Die Migräne.

Bei der bisherigen Besprechung habe ich es mit voller Absicht vermieden, auf die Migräne näher einzugehen. Das geschah nicht etwa aus dem Grunde, weil ich etwa Kopfschmerz und Migräne für etwas von einander Verschiedenes, im Wesen Fremdes hielte. Im Gegenteil, alles was ich beim Kopfschmerz gesagt habe, findet auf die Migräne seine vollste Anwendung. Aber trotzdem kann es die Migräne wegen ihrer ganz besonderen Eigenheit, wegen der Schwere ihrer Erscheinungen auf der einen und der vielen Rätsel, die sie seit Hippokrates der medizinischen Wissenschaft aufgab, auf der anderen Seite wohl beanspruchen, für sich besonders besprochen zu werden. Wir haben bereits eine Reihe von Monographien, die sich in zusammenfassender Weise mit der Migräne beschäftigen, aus denen ich die von Liveing[1]), Thomas[2]), Moebius[3]) und das eben erschienene Werk von Flatau[4]) herausgreife. Zumal das Flatausche Werk als das zuletzt erschienene dürfte den heutigen Stand der Anschauungen in ganz zusammenfassender Weise wiedergeben.

Nach Moebius[5]) ist die Krankheit Migräne gewöhnlich eine Form der ererbten Entartung. Sie entsteht in der grossen Mehrzahl der Fälle durch gleichartige Vererbung und ist eine krankhafte Veränderung des Gehirns (hemikranische Veränderung), vermöge deren der Kranke von Zeit zu Zeit bald ohne nachweisbare Veranlassung, bald auf diese oder jene Veranlassung hin Migräneanfälle bekommt. Die Form der Migräneanfälle ist nicht immer dieselbe. Allen gemeinsam ist nur, dass sie in ganz oder vorwiegend einseitigen Parästhesien durch cerebrale Vorgänge bestehen. Ein vollständiger Anfall besteht aus Vorläufererscheinungen, Aura, Kopfschmerz und Erbrechen. Häufiger sind die unvollständigen Anfälle, bei denen bald nur Kopfschmerz oder nur Kopfschmerz mit Erbrechen oder Uebelkeit, bald nur die Aura auftritt oder doch das Hauptstück des Anfalls ausmacht. Die Anfälle können gehäuft vorkommen: Status hemicranicus. Ausser als Symptom der Krankheit Migräne, deren einziges Zeichen sie sind, können die Migräneanfälle als Symptom anderer Gehirnkrankheiten neben deren übrigen Zeichen beobachtet werden.

Eulenburg meint in seiner Realenzyklopädie[6]), dass unter Migräne ein scharf umschriebenes Krankheitsbild zu verstehen sei, das von den aus sehr verschiedenen Ursachen entstehenden symptomatischen Formen von Kopfschmerz und Kopfdruck und ebenso von den im Bereiche der Kopfnerven sich abspielenden Neuralgieformen wie auch den cephalischen Myalgien durchaus und grundsätzlich zu unterscheiden ist. Die Migräne ist nach ihm eine in der Form typischer, meist mit einer gewissen Regelmässigkeit wiederkehrender Anfälle sich abspielende, sehr chronische, gewöhnlich auf angeborener (hereditärer) Veranlagung beruhende Neurose, deren hervorragendstes zwar, aber keineswegs einziges Symptom der (einseitige) Kopfschmerz darstellt — neben dem noch andere, oft sehr evidente Krankheitserscheinungen (örtliche Sekretions- und Zirkulationsstörungen, Seh- und Sprachstörungen, Digestionsstörungen, Erbrechen usw.), wenngleich minder konstant, doch ihrer speziellen Wichtig-

---

1) Liveing, On megrim, sick headache and some allied disorders. London 1873.
2) Thomas, La migraine. Paris 1887.
3) Moebius, Die Migräne. Wien 1903.
4) Flatau, Die Migräne. Berlin 1912.
5) Moebius, Die Migräne. S. 15.
6) Eulenburg, Realenzyklopädie, 4. Aufl. Bd. 9, S. 417.

keit gemäss eine gleiche, oft auch noch mehr hervorragende Bedeutung beanspruchen dürfen.

Flatau fasst seine Ansicht von der Migräne mit folgenden Sätzen zusammen[1]):

Aus allen diesen Gründen glauben wir behaupten zu dürfen, dass die Migräne keine (weder im klinischen noch im pathologischen Sinne) autonome Krankheit bildet, sondern nur ein Syndrom darstellt, welches man als eine der Ausdrucksformen einer angeborenen Veranlagung zu pathologischen neurometabolistischen Vorgängen, also einer angeborenen neurotoxischen Diathese auffassen muss. Den endokrinen Drüsen kommt dabei wahrscheinlich eine eminente Rolle zu. Der migränöse Vorgang selbst beruht auf einem pathologischen Hirnmechanismus, der weder in einem Orte seinen Sitz hat, noch sich ausschliesslich in einem einzigen pathologischen Vorgang erschöpft. Vielmehr ist anzunehmen, dass dieser Hirnmechanismus einerseits ein multilokularer ist, d. h. verschiedene Gebiete des Gehirns in Anspruch nehmen kann, und andererseits sich in verschiedenen krankhaften Vorgängen, und zwar hauptsächlich in denjenigen des vermehrten Liquordruckes (im Sinne des Quinckeschen angioneurotischen Hydrocephalus) und unter der Form eines Gefässspasmus abspielt. Fernerhin wäre die Migräne als ein Leiden aufzufassen, bei dem auf Grund einer analogen Prädisposition und wesensgleicher krankhafter Vorgänge auch in anderen Hirn- und Körpergebieten ganz variable Krankheitserscheinungen entstehen können, die zur Ausbildung spezieller neurometabolistischer Syndrome führen können. Es kann in dieser Weise sowohl das kaleidoskopische Bild der Migräne selbst als auch der Polymorphismus der Begleit- und Interparoxysmalsymptome der letzteren wie auch schliesslich die Verknüpfung der Migräne mit anderen Krankheiten einer Klärung näher gerückt werden.

Ich will nun, ohne mich vorläufig auf andere Erklärungen weiter einzulassen, die hier gegebenen Definitionen einer Kritik im Sinne der N.-P.-L. unterziehen. Moebius hat bei Abfassung seiner Monographie 130 Kranke mit Migräne persönlich beobachtet, Eulenburg stehen (aus den Aufzeichnungen seiner Privatpatienten während der letzten 6 Jahre) 75 Kranke zur Verfügung, während Flatau bereits 500 eigene Beobachtungen verzeichnet. Was mich anlangt, so dürfte die Zahl der Kranken mit migräneartigen Symptomen, welche ich bis heute beobachten bzw. behandeln durfte, die Zahl 1000 lange überschritten haben. Die genauen statistischen Aufzeichnungen, die sich über eine etwa 18 Jahre umfassende Beobachtungszeit erstrecken, sind noch nicht beendet. Jedenfalls dürften die von mir ins Feld

---

1) Flatau, Die Migräne, S. 202.

geführten Zahlen genügen, um meiner Ansicht die nötgie Unterstützung zu gewähren.

Ich beginne mit der Zergliederung der Moebius'schen Anschauung: „Die Krankheit Migräne ist gewöhnlich eine Form der ererbten Entartung. Sie entsteht in der grossen Mehrzahl der Fälle durch gleichartige Vererbung und ist eine krankhafte Veränderung des Gehirns (hemikranische Veränderung), vermöge deren der Kranke von Zeit zu Zeit bald ohne nachweisbare Veranlassung, bald auf diese oder jene Veranlassung hin Migräneanfälle bekommt."

Zunächst der Ausdruck: „gewöhnlich eine Form der ererbten Entartung". Da ist mir das einschränkende Wort „gewöhnlich" nicht klar; bezieht sich das auf den Begriff „ererbt" oder „Entartung"? Dass die Vererbung bei der Migräne eine grosse Rolle spielt, ist den alten Forschern schon bekannt gewesen sein, wie ja so gut wie jeder Migränekranke Fälle aus seiner Familie anzugeben weiss, bei denen auch schon Migräne oder ähnliche Leiden vorgekommen waren. Dass mitunter dieser Nachweis fehlt, teilt die Migräne mit allen Krankheiten, über deren ererbte Veranlagung wir uns trotzdem einig sind. Der Ausdruck „Entartung" ist bei der Migräne nur ein Verlegenheitsbegriff für etwas, was wir nicht wissen, und besagt daher gar nichts. Dasselbe gilt von den Worten „krankhafte Veränderung des Gehirns (hemikranische Veränderung)". Das ist keine Erklärung, sondern einfach eine Umschreibung, die insofern auch nicht richtig ist, als bei der Migräne auch fraglos die Peripherie ein gewichtiges Wort mitspricht. Wenn Moebius weiterhin sagt: „dass allen Migräneanfällen ganz oder vorwiegend einseitige Parästhesien durch cerebrale Vorgänge gemeinsam seien", so ist dem direkt zu widersprechen. Parästhesien sind gewiss so gut wie in allen Migräneanfällen vorhanden, aber ich muss die Worte „durch cerebrale Vorgänge" als absolut nicht apodiktisch bewiesen bezeichnen. Auch liegt die letzte Veranlassung mitunter gar nicht im Zentrum selbst, sondern in der Peripherie; schliesslich gibt es in ganz seltenen Fällen Kranke, die im Anfall wohl schwere allgemein cerebrale Erscheinungen wie grosse Mattigkeit, Denkunfähigkeit, Unmöglichkeit, sich zu bewegen usw., aber kaum Parästhesien empfinden. — Wenn Moebius der „Krankheit Migräne, deren einziges Zeichen sie sind", die Migräneanfälle als „Symptom anderer Gehirnkrankheiten neben deren übrigen Zeichen" gegenüberstellt, so begeht er den Kardinalfehler, die Migräne als eine Krankheit sui generis anzusehen. Sie ist immer nur ein Symptom und fällt daher dieser Unterschied aus.

In der Eulenburg'schen Definition möchte ich zunächst nicht unterschreiben, dass die Migräne „ein scharf umschriebenes Krankheitsbild" ist, selbst wenn ich statt „Krankheitsbild" den Ausdruck „Symptomenkomplex" setzte. Die Symptome der Migräne sind häufig so ausserordentlich vielgestaltig und mit allen möglichen anderen Symptomen, die sich über den ganzen Körper verteilen können, kombiniert, dass von einem scharf umschriebenen Bild keine Rede sein kann, auch ist es eine Unmöglichkeit, die Migräne von dem im Bereiche der Kopfschmerzen sich abspielenden Neuralgieformen, wie auch von der cephalischen Myalgie so durchaus und grundsätzlich zu unterscheiden, wie es Eulenburg will. Zwischen Migräne und den „Neuralgieformen", einschliesslich der „cephalischen Myalgie" gibt es so unendlich mannigfaltige Wechselbeziehungen, dass eine grundsätzliche Unterscheidung stets ein Ding der Unmöglichkeit bleiben wird. Wenn Eulenburg zusammenfassend meint:

„Die Migräne ist eine in der Form typischer, meist in einer gewissen Regelmässigkeit wiederkehrender Anfälle sich abspielende, sehr chronische, gewöhnlich auf angeborener (hereditärer) Veranlagung beruhende Neurose, deren hervorragendstes zwar, aber keineswegs einzige Symptom der (einseitige) Kopfschmerz darstellt, neben dem noch andere, oft sehr evidente Krankheitserscheinungen (örtliche Sekretions- und Zirkulationsstörungen, Seh- und Sprachstörungen, Digestionsstörungen, Erbrechen usw.), wenn auch minder konstant, doch ihrer speziellen Wichtigkeit gemäss eine gleiche, oft noch mehr hervorragende Bedeutung beanspruchen dürfen"

so sagt das ganz richtig, dass in dem Begriff Migräne eine Reihe der verschiedenartigsten, über den ganzen Körper sich erstreckender Symptome zusammengefasst werden, aber ich vermisse hier die Komponente, die dem ganzen Begriffe erst das Gepräge gibt, die psychische. Vielleicht hat das Eulenburg durch das Wort Neurose ausdrücken wollen, aber dann ist es doch zu allgemein gehalten.

„Neurose (im engeren Sinne) ist eine funktionelle Erkrankung des Nervensystems, also solche, bei der es sich um eine periodische oder dauernde Veränderung der Erregbarkeit des Nervensystems, ohne organische, pathologisch-anatomisch nachweisbare Störungen handelt."[1]

Abgesehen davon, dass der gesamte Begriff „Neurose" durch die Befunde der Nervenpunktbehandlung eine Aenderung von Grund aus erfahren muss, ist auch schon ohnedies die Annahme einer Neurose bei einer Krankheit, bei der wir organische Störungen z. B. im Gehirn annehmen, wie es ja bei der Migräne allgemein geschieht, mit ihrem Grundbegriff nicht mehr vereinbar.

Ich komme nunmehr zu der Flatau'schen Definition.

Hier muss es als ein Fortschritt allerersten Ranges bezeichnet werden,

---

[1] Guttmann, Med. Terminologie. 5. Aufl.

dass die Migräne nicht mehr als „eine (weder im klinischen noch im pathologischen Sinne) autonome Krankeit" figuriert, sondern nur als ein „Syndrom", ein Symptomenkomplex, bezeichnet wird. (Es war nach Thomas Fornel [1485—1558], der zum ersten Male den Gedanken aussprach, dass die Migräne keine eigentliche Krankheit, sondern ein Symptom darstellt!).

Bedauerlicherweise schränkt Flatau diese allgemeine Definition gleich wieder ein, indem er die Migräne als ein Syndrom bezeichnet,

„welches man als eine der Ausdrucksformen einer angeborenen Veranlagung zu pathologischen neurometabolistischen Vorgängen, also einer angeborenen neurotoxischen Diathese auffassen muss, wobei den endokrinen Drüsen wahrscheinlich eine eminente Rolle zukäme".

Im 2. Bande der Nervenpunktlehre führte ich des längeren aus, wie die heutige Neurolgie direkte Orgien in der Erfindung neuer Namen feiert. Hier haben wir in einem Satz (im Original sind es allerdings zwei Sätze) gleich drei neue, die nur derjenige versteht, der gerade zufällig die betreffende Literatur genau kennt.

Was „pathologischer Neurometabolismus" ist, erfahren wir Seite 186[1]):

Es sind die auf dem Boden der Stoffwechselstörungen erwachsenden nervösen Störungen, die Bernheim als antitoxische (konstitutionelle) Dyskrasie und Charkot als „Neuroarthritismus" bezeichnete.

Mit anderen Worten, Flatau nimmt an, dass sich im Körper allmählich Störungen des Stoffwechsels (vielfach zumeist gichtischer Art) ausbilden, welche die Nerven in toxischer Weise beeinflussen.

Die Bezeichnung „endokrin", welche noch nicht einmal in der sonst so musterhaft vollständigen Guttmannschen Terminologie Platz gefunden hat, wird an anderen Stellen durch das Wort „innersekretorisch" ersetzt. ἐνδοκρίνω (κρίνω = scheiden, sondern, absondern).

Ich leugne keineswegs, dass Stoffwechselstörungen bei der Entstehung der Migräne eine Rolle spielen. Im Gegenteil, dass sie das tun, ist für mich so gut wie sicher. Warum muss man sich aber bei einer für alle Fälle passenden Definition, zumal wenn es sich um eine so unendlich vielgestaltige Krankheit handelt wie die Migräne, auf nur eine einzige unter vielen Ursachen festlegen? Warum beschuldigt man nur die Gicht oder im Ebsteinschen Trias höchstens noch Diabetes und Fettsucht und warum nur die chemische Wirkung? Ich gebe ferner gerne zu, dass die heute in medizinischen Kreisen so populär gewordene, früher sicherlich viel zu wenig beachtete Tätigkeit der inneren Drüsen wie anderswo auch in der Migränefrage eine grosse Rolle spielen wird. Aber alles das zugestanden, so wird

---

1) Flatau, Migräne. S. 186.

dadurch nicht erklärt, warum der Migräneanfall auf so vielgestaltige Ursachen entstehen und in so vielgestaltiger Weise sich äussern kann. Ich vermag also selbst die Richtigkeit der Flatauschen Ansichten zugebend, in seiner Definition keine allgemein gültige Definition der Migräne zu erblicken.

Die Sätze: Der migränöse Vorgang selbst beruht auf einem pathologischen Hirnmechanismus, der weder in einem Orte seinen Sitz hat, noch sich ausschliesslich in einem pathologischen Vorgang erschöpft. Vielmehr ist anzunehmen, dass dieser Hirnmechanismus einerseits ein multilokaler ist, d. h. verschiedene Gebiete des Gehirns in Anspruch nehmen kann, und andererseits sich in verschiedenen krankhaften Vorgängen, und zwar hauptsächlich in denjenigen des vermehrten Liquordruckes (im Sinne des Quinckeschen angioneurotischen Hydrocephalus) und unter der Form eines Gefässspasmus abspielt,
sind auch insofern in viel zu bindende Form gefasst, als dem „pathologischen Hirnmechanismus" gleich vorgeschrieben wird, er habe sich „hauptsächlich auf Folgen vermehrten Hirndruckes (angioneurotischer Hydrocephalus) und in Form eines Gefässspasmus" zu beschränken, während in Wirklichkeit für die Migräne ausser diesen Vorgängen noch eine Reihe anderer sich abspielen können, die schliesslich gar nicht einmal substantiell so abzugrenzen sind, wie die Gefässanomalien und ihre Folgen.

Dem Schlusse der Flatauschen Deduktionen:

Fernerhin wäre die Migräne als ein Leiden aufzufassen, bei dem auf Grund einer analogen Prädisposition und wesensgleicher krankhafter Vorgänge auch in anderen Hirn- und Körpergebieten ganz variable Krankheitserscheinungen entstehen können, die zur Ausbildung spezieller neurometabolistischer Syndrome führen können. Es kann in dieser Weise sowohl das kaleidoskopische Bild der Migräne selbst als auch der Polymorphismus der Begleit- und Interparoxysmalsymptome der letzteren, wie auch schliesslich die Verknüpfung der Migräne mit anderen Krankheiten einer Klärung nähergerückt werden,
würde auch ich zustimmen, wenn das zu sehr einschränkende Wort neurometabolistisch einfach fortgelassen wird.

Wenn man die drei Erklärungen der Migräne miteinander vergleicht, dann wird man in der Flatauschen vor den beiden anderen einen grossen Fortschritt erkennen müssen. Hier findet zunächst die Tatsache Ausdruck, dass wir es bei der Migräne nicht mit einer Krankheit für sich zu tun haben, sondern dieselbe nur einen vielgestaltigen Symptomenkomplex darstelle, und ferner wird die Peripherie in wesentlicher Weise zur Erklärung mit herangezogen, die Peripherie, der man im Sinne der heute herrschenden psychischen Erklärung der Neurose so gar keine Berechtigung beizumessen gewohnt war. Doch kommt auch in der Flatauschen Erklärung der psychische Charakter der Migräne nicht genügend zum Ausdruck und wird uns in keiner Weise erklärt, woher es rührt, dass bei dem Migräneanfall so ganz bestimmte, eben nur für das betreffende Individuum charakteristische Stellen in ganz charakteristischer Weise in Erscheinung treten. Zwar liegt in den Betrachtungen, die Flatau über Ebstein, Bernheim, Charcot, Goldscheider zur Aufstellung seines pathologischen Neurometabolismus führten, trotz der einseitig toxischen (chemischen) Anschauung bereits der Anfang zu einer Betrachtung im Nervenpunktsinne vor. Man muss sich auch im Flatauschen Sinne vorstellen, dass die von ihm supponierten Veränderungen an ganz bestimmte Stellen gebunden sind, die Goldscheider erst, wenn sie zur Bildung von Tophi geführt haben, in den Kreis seiner Betrachtungen zieht. Man muss sich ferner auch denken können, dass neben der toxikologischen Störung auch andere (zumal histologische) an Ort und Stelle sich bilden werden. Jedenfalls würde mit der Annahme einer derartig krankhaft wirkenden Stelle der Begriff Nervenpunkt als einer bereits auf normalen Reiz hin krankhaft reagierenden Stelle gegeben sein, ohne dass man dabei die Verpflichtung übernähme, dass diese Stelle jedesmal in chemischer, mechanischer oder anderer Weise gereizt werden müsste.

Bei der Migräne trifft wie bei den Neurosen der Spruch zu: je mehr Theorien über eine Krankheit existieren, um so weniger treffen sie zu. Das Flatausche Buch gibt uns einen charakteristischen Ueberblick über die vielen Wandlungen, welche die Erklärungsursachen der Migräne durchgemacht haben, und von denen man in der Hauptsache sagen kann, dass sie auf durchaus richtiger Beobachtung aufgebaut, immer nur den einen Standpunkt festhielten, der dem betreffenden Beobachter am geläufigsten bzw. am wichtigsten erschien, daher aber niemals genügten, um dem ganzen so vielgestaltigen Bilde eine für alle Fälle zutreffende einheitliche Deutung zu geben.

Ich erwähne:

1. Die von Hippokrates begründete und von Galen weitergeführte Humoralpathologie, nach welcher eine falsche Mischung der Säfte als die häufigste Erkrankung und damit auch als die Ursache der Migräne angesehen wurde. Uns, die wir als die Schüler eines Virchow die Verspottung dieser so viele Jahrhunderte überdauernden Anschauung beinahe selbst gelernt hatten, mutet es wie eine Ironie des Schicksals an, wenn wir heute die Anschauung von innerer Sekretion immer weiter verbreiten und sie auch von Flatau, wenn auch in der Form des pathologischen Neurometabolismus oder der Bernheimschen autotoxischen Dyskrasie als Ursache der Migräne bezeichnet werden sehen. Die von Tralles [der

allerdings nach Thomas von Galen abgeschrieben haben soll[1])] aufgestellte Ansicht, dass die Migräne als eine Fernwirkung der gestörten Magenfunktion aufzufassen sei, stimmt mit der allgemein gültigen N.-P.-Beobachtung überein, dass die Erregung des einen Nervenpunktes sich scheinbar ganz unbekümmert um motorische Gesetze den Nervenpunkten am ganzen Körper mitteilen kann, daher auch im gegebenen Falle eine Migräne auszulösen vermag.

Lepois (1618) sprach zum ersten Male von einer Sympathie, einer Intoxikation, in Form einer Toxe, die ins Blut geraten, nach dem Gehirn übertragen werden sollte.

Eger — ein Vorgänger von Moebius — versetzte den Schmerz in die Meningen (1747).

Junker brachte zum ersten Male Migräne und Gicht in Zusammenhang, und Wepfer (1620—1695) wird von Thomas als der erste bezeichnet, der der vasomotorischen Auffassung das Wort redet. Von den neueren Anschauungen erwähne ich die von dem Nerve-storm, die in der Liveingschen Auffassung zwar ganz einseitig ist, der aber bei der durch die N.-P.-Erregungen bedingten allmählichen Aufspeicherung nicht jede Berechtigung abgesprochen werden kann.

Flatau teilt die modernen Theorien[2]) der Migräne in vier Gruppen:
1. In die Reflextheorie, welche die älteste darstellt,
2. in die vasomotorisch-sympathische,
3. in die centrale und
4. in die metabolistische.

Zwar meint Flatau, dass die Reflextheorie einer kritischen Analyse nicht standhielte und daher mit der Zeit immer mehr vernachlässigt worden sei. Wenn ich von den zum Teil kindlich anmutenden Erklärungen des Altertums und des Mittelalters absehe, so sind allerdings auch die modernen Anschauungen, welche die Erkrankungen des Magendarmkanals, des Uterus (uterine Migräne), des Auges (ophthalmische Reflextheorie) ebensowenig wie die myopathische Theorie Rosenbach's geeignet, den Migränemechanismus uns für alle Fälle zu erklären. Andererseits ist es nicht zu bezweifeln, dass nicht allein die hier genannten Krankheiten, sondern alle möglichen in der Peripherie sich abspielenden pathologischen Prozesse bei der Auslösung des Migräneanfalls ein gewichtiges Wort mitsprechen. Sogar die von Flatau als so gleichgültig dargestellten „Myalgien", denen allerdings Peritz absolut ein nachweisbares anatomisches Mäntelchen umhängen will, indem er die Begleiterscheinungen der Migräne, wie Uebelkeit und Er-

---

1) Moebius, Migräne S. 1.
2) Flatau, Migräne. S. 11.

brechen, auf dem Wege über den Vagus (infolge Druck des M. sternocleidomastoideus) mit Flimmerskotom und Schwindel als komplizierte Folgeerscheinung erklärt, dürften nicht so „autonom", d. h. ohne jede Beziehung zum Migräneanfall anzusehen sein, wie es Flatau will. Die methodische N.-P.-Beobachtung führt notwendigerweise zu dem Resultat, dass keine N.-P.-Reizung ausser acht gelassen werden darf, und dass in ihrer allmählichen Reizaufspeicherung die Lösung des Rätsels zu suchen ist, wenn wir plötzlich einen Migräneanfall ausbrechen sehen, ohne dass uns die Ursache hierfür in die Augen springt.

Wenn ich nun zur vasomotorischen (sympathischen) Theorie übergehe, so will ich mal zunächst als feststehend annehmen, dass alle vasomotorischen Erscheinungen durch Sympathicuseinfluss zustande kommen [nach Weber soll allerdings das Gehirn ein eigenes Zentrum für seine Gefässe besitzen[1])] und mich nicht weiter um die Frage kümmern, welche Beziehungen zwischen den beiden Kontrahenten Vagus und Sympathicus bestehen. Ich will ebensowenig erläutern, wer Recht hat, derjenige, welcher dem Sympathicus nur motorische Fasern zubilligt und alles Zentripetale an ihm für Beimengung der spinalen Fasern hält, oder derjenige, welcher im Sympathicus selbst schon einen gemischten Nerven sieht.

Im Zeitalter der Sympathico- und Vagotomie dürfte es schwer halten, die Moebiussche Ansicht vom Tode der vasomotorischen Ansicht der Migräne noch aufrecht zu erhalten.

Moebius[2]) verurteilt die von Du Bois-Reymond auf Grund der am eigenen Leibe gemachten Erfahrungen aufgestellte vasomotorische Erklärungsursache mit den Worten, dass ihm der Mut fehle, auf die Bestreitung des nicht mehr Lebendigen einzugehen, da sich nichts Willkürlicheres und den Tatsachen Widersprechenderes erdenken liesse, als die vasomotorische Theorie.

Es steht ausser allem Zweifel, dass bei der Entstehung der Migräne vasomotorische Erscheinungen ein ganz gewichtiges Wort mitzusprechen haben. Auch Flatau beantwortet diese Frage mit einem unbedingten Ja, indem er wörtlich sagt: „dass man die Beteiligung des Halssympathicus an dem gesamten migränischen Syndrom als bestehend auffassen darf"[3]). Allerdings beantwortet er die zweite Frage, ob die vasomotorischen Störungen die Grundlage der Migräne bilden, im verneinenden Sinne. Ich stimme ihm in dieser Hinsicht rückhaltslos zu. Selbst zugegeben, dass die vasomotorischen Störungen eine Grundursache der Migräne abgäben,

---

1) Flatau, Migräne. S. 65.
2) Moebius, Migräne. S. 113.
3) Flatau, Migräne. S. 165, cf. das über Lander-Brunton Gesagte.

wären wir damit auch noch nicht weiter gekommen. Da doch alle vasomotorischen Vorgänge nichts anderes sind, als der Ausdruck eines Reizes, der, dem Sympathicus sich mitteilend, die Gefässmuskeln und damit den Blutumlauf in dem betreffenden Sinne beeinflusst, so wären damit noch nicht folgende zwei mindestens ebenso wichtige Fragen beantwortet:

1. Woher stammt der den Sympathicus treffende Reiz, an welcher Stelle und warum setzt er gerade dort an? und
2. Welche sekundären Folgen (in zentripetaler wie zentrifugaler Hinsicht) üben die durch den Sympathikusreiz bedingten Blutstörungen aus?

Wir sehen, dass wir, selbst die Richtigkeit der vasomotorischen Anschauung vorausgesetzt, nicht weiter gekommen wären, sondern statt eine Frage nur zwei zu beantworten hätte. Es sind dies Fragen, die zum Teil bereits Spitzer, wenn auch in anderer Form, gestellt hat[1]).

Wenn wir nun zu der dritten, der zentralen Theorie der Migräne kommen, so ist dabei zu erwähnen, dass man eigentlich diejenigen, welche den Sitz in die Dura (Pia mater und Arachnoidea sollen keine Empfindlichkeit besitzen) verlegen, aus dieser Kategorie ausschalten müsste. Ebenso diejenigen, welche bei vermehrter Ansammlung des Liquors die Dura als besonders beteiligt ansehen.

Moebius verlegt den grundlegenden Vorgang in die Hirnrinde, Teed (1876) in den Boden des IV. Ventrikels; Lévi nahm ein direktes anatomisches Zentrum (Hemikraniezentrum) an, das er beeinflusst durch Bonnier in das Quintusgebiet mit Irridiation auf die Kerne an der Rautengrube (IX., X., Deiterssche Kern u. a.) verlegte. Plaver geht auf die Hypophyse, Quincke auf den Ventrikelliquor zurück. Spitzer, der den Plexus chorioideus zumal beeinträchtigt ansieht, hat die spitzfindige Theorie der absoluten oder relativen Stenose des Foramen Monroi aufgestellt, welche auf rein mechanische Weise zu konsekutiver Hinschwellung führen soll. Deyl (1900) beschuldigt die Hypophyse mit ihrem event. Druck auf die Carotis interna, Schiller (1908) sieht den Grund der Migräne in einem dauernden Missverhältnis zwischen Schädelkapazität und Schädelinhalt und stützt sich dabei auf die Reichardtsche Theorie von der Hirnschwellung, eine Theorie, vor der Marburg mit Recht warnt, da sie nur zur voreiligen Schädeltrepanation und sellaren Palliativtrepanation führte, wie sie allerdings Schiller vorschlägt[2]).

Die von Auerbach[3]) aufgestellte Erklärung der Migräne:

---

1) Spitzer, Ueber Migräne. 1901.
2) Flatau, Migräne. S. 165.
3) Auerbach, Der Kopfschmerz. S. 39.

Der Symptomenkomplex der Migräne lässt sich am ungezwungensten erklären, wenn wir annehmen, dass die hemikranische Anlage auf einem Missverhältnis zwischen Schädelinnenraum und Hirnvolumen beruht, und dass die Anfälle durch Gelegenheitsursache hervorgerufen werden, die auf vasomotorischem Wege dieses Missverhältnis noch zu steigern geeignet sind,

schwimmt trotz vasomotorischer Anklänge auch ganz im Fahrwasser der zentralen Anschauung.

Von allen modernen Erklärungsversuchen scheint demnach die zentrale heute die grösste Anhängerschaft zu haben. Dass das Gehirn bei der Entstehuug der Migräne das gewichtigste Wort mitspricht, ist ausser allem Zweifel. Aber warum muss man sich absolut nur auf eine Idee festlegen, zumal wenn sie so absurd ist, wie z. B. die Spitzersche? Gewiss kann ein vermehrter Ferndruck meinetwegen auch bei Stenose des Foramen Monroi eine wichtige Rolle bei der Auslösung der Migräne spielen, ebenso können mechanische und andere Beeinflussungen der Hirnhäute recht gewichtig mitsprechen, aber das braucht doch nicht in allen Fällen zu sein, und das erklärt in keiner Weise die enorme Beteiligung der Peripherie in dem so vielgestaltigen und vieldeutigen Bilde der migränösen Krankheitserscheinungen.

Wenn ich nun zuletzt auf die toxische Theorie der Migräne eingehe, so ist diese, wie ich bereits bemerkte, auch keine neue, was schon die alte Auffassung der Migräne als Ausdruck einer Materia peccans beweist. Aber alle auf dieser Basis beruhenden Theorien, von der bei Fornel angeschuldigten Galle beginnend über die Trousseausche Ansicht der Migräne als Manifestation der Gicht (1865) bis zum Flatauschen pathologischen Neurometabolismus geben wohl der richtigen Auffassung Ausdruck, dass bei der Auslösung des Migräneanfalls Stoffwechselstörungen, die sich über den ganzen Förper verteilen, eine nicht zu vernachlässigende Rolle spielen, genügen aber keineswegs weder im Sinne des Liveingschen Nerve-storm, noch auch mit Hinzuziehung der endokrinen Organe mit ihren Hormonen, die sowohl dissimilatorisch, wie auch assimilatorisch wirken sollen, einen so reichhaltigen und komplizierten Prozess für alle Fälle zu erklären, wie es die Migräne ist. Selbst nicht einmal die von Flatau erwähnte Möglichkeit der Kombination der toxischen mit der zentralen und vasomotorischen, wobei er sich die Wirkung der Neurotoxine auf Hirnrinde, Thalamus und Medulla oblongata einerseits und Sympathicusgebiet andererseits entfaltet vorstellt, im Verein mit der Hypothese, dass die erste Attacke das betroffene Nerventerritorium zu einem Locus minoris resistentiae stempelt und damit die Disposition für die nächsten Attacken schafft (eine Art von Phénomènes du rappel nach Pierret-Cornet), dürften nicht im mindesten genügen, die Lücken der einseitigen toxischen Auffassung auszufüllen. Mit schönklingenden Worten, wie arterielle Heredität (Huchard) oder neurovaskuläre Diathese (Oppenheim) kommen wir keinen Schritt weiter.

Wollen wir die einer jeden Migräne zugrunde liegenden Ursachen nach einheitlichen Gesichtspunkten geordnet zusammenfassen, so haben wir analog den Ursachen des Kopfschmerzes drei wohl von einander differenzierbare Gesichtspunkte auseinanderzuhalten:

1. die im Körper mitgegebene Veranlagung zur Migräne,
2. die den Anfall auslösenden Ursachen, und
3. die ihn ausmachenden Symptome.

(Die Umstellung von 1 und 2 geschieht aus rein äusseren Gründen.)

Es ist vielleicht nicht einmal so ganz unmöglich, dass eine gewisse Veranlagung zur Migräne in jedem Menschen schlummert, doch braucht dieselbe dann durchaus nicht jedesmal geweckt zu werden, bzw. brauchen nach einem oder gar mehreren Anfällen die „Phénomènes du rappel" sich nicht weiter zu erhalten. Ich selbst bin ein Beispiel dafür, dass ein einmaliger Migräneanfall sich nicht mehr zu wiederholen braucht (seit 13 Jahren), allerdings kommt bei mir das anscheinende Fehlen jeder hereditären Veranlagung als besonders günstig hinzu. Ferner kann diese angeborene Anlage im Laufe der Jahre ganz wesentliche Modifikationen erfahren, bzw. scheinbar ganz verschwinden oder besser gesagt, ganz andere Bahnen einschlagen. Den Leuten, welche ihre Migräne bis zum hohen Alter behalten, stehen diejenigen gegenüber, bei denen sie nach gewissen Zeiten nachlässt oder gar verschwindet. Dabei ist sehr häufig zu beobachten, dass statt der Migräne andere, die verschiedensten Körperteile betreffende nervöse Beschwerden auftreten und den Menschen mitunter noch mehr quälen als die frühere Migräne. Besonders bekannt ist dieser Wechsel der Erscheinungen bei Frauen nach Eintritt des Klimakteriums. Andererseits gibt es auch viele Frauen, die ihre Migräne in genau derselben Weise behalten, auch wenn die Periode und damit die ihr zur Last zu legenden Beschwerden ganz aufgehört haben. Schliesslich gibt es im Leben von Migränekranken mitunter Abschnitte, wo in der Anfälligkeit sich ganz erhebliche, vorübergehende Aenderungen zeigen. Diese sind begreiflich, wenn z. B. ein bis dahin den Schädigungen aller Art (psychischen und physischen Charakters) ausgesetzter Kranker sich vorübergehend in gesünderen Verhältnissen befindet, wenn eine durch jede Menstruation an ihr Leiden erinnerte Frau gravide wird usw., aber es finden sich Fälle, wo es absolut unmöglich ist, irgendwelche Gründe derart zu entdecken. In solchen günstigen Zeiten werden eben die schwersten Schädigungen ohne jeden Anfall ertragen, wie in ungünstigen die geringste Sünde gebüsst werden muss, wobei in einzelnen Fällen der eigentlich zyklische Charakter des Leidens wegfallen kann.

Dass eine Anlage zur Migräne vorhanden ist, steht ausser allem Zweifel, doch zeigt sie, was die einzelnen Individuen unter einander, als auch was das einzelne an sich anlangt, eine Vielgestaltigkeit, wie sie grösser nicht erdacht werden kann. Diese angeborene Anlage ist an sich etwas Unfassbares, und müssen wir uns mit ihr abfinden, wie wir uns mit der Anlage zur Neurasthenie, Hysterie, Epilepsie bis zu den psychischen Erkrankungen überhaupt abfinden müssen. Die Grenzen zwischen der Migräne und den übrigen hier genannten Krankheiten sind absolut nicht scharf zu ziehen; es gehen die einzelnen Erscheinungen vielfach ineinander über oder nebeneinander her, ohne dass man die scharfen Unterschiede einer epileptischen Migräne (Migräne-Epilepsie), psychischen Migräne, hysterischen, neurasthenischen Migräne zu machen brauchte.

Ich komme nunmehr zum 2. Gesichtspunkt, den die Migräne veranlassenden (zufälligen) Ursachen. Ziehe ich hier eine Parallele zu dem im 1. Teil besprochenen Kopfschmerz, so kann ich die dort aufgestellte These wiederholen: Es gibt — theoretisch betrachtet — keinen den Körper treffenden Reiz, der nicht in gegebenem Falle wie zu Kopfschmerz so auch zur Migräne führen könnte und ist die schematische Einteilung dieser (zufälligen) Reizursachen mit denen bei Kopfschmerzen identisch. Doch besteht hier insofern ein grosser Unterschied, als die Veranlagung zu Kopfschmerz eine viel allgemeinere, auf viel gröberen Verhältnissen aufgebaute ist, als die zur Migräne mit ihrem nach ganz bestimmten Gesetzen und in meist genau vorgeschriebenen Formen einhergehenden, komplizierten Mechanismus. Dabei darf man auch die Beobachtung nicht vernachlässigen, dass grössere, zumal das Gehirn und seine Umgebung treffende Reize mitunter nicht zu Migräneanfällen Veranlassung geben. Vielleicht weil sie für den feinen Migränemechanismus zu grob sind? Im übrigen aber können alle Veranlassungen, welche wir bei den Kopfschmerzen kennen lernten, auch eine Migräne erzeugen, mögen sie nun physikalischer, organischer oder psychischer Art sein. Wie die Kranken mit Kopfschmerzen (oder weiter ausgedehnt, alle Leute mit sogenannten nervösen Beschwerden) kennen auch die Migränekranken in der Mehrzahl die Veranlassung zur Auslösung ihrer Migräne genau. Das ist aber bei dem zyklischen Charakter des Leidens nicht so aufzufassen, als wenn nun gleich nach der Schädigung auch der Anfall auftreten müsste. Bei besonders starken Reizen ist das zwar mitunter auch der Fall, und muss der Kranke einen starken psychischen Reiz, eine ausbrechende Infektionskrankheit, eine starke physikalische Beeinträchtigung mit einem sofortigen, aus der gewohnten Reihe herausfallenden Anfall büssen. In der Mehrzahl der Fälle weiss der Kranke aus seiner bedauernswert langen Erfahrung genau, dass die einzelnen Reize sich scheinbar summieren und schliesslich ein an sich gleichgiltiger Reiz genügt, zur gewohnten Zeit den Anfall auszulösen. Ja sie wissen ferner, dass sogar die während der anfallsfreien Zeit angesammelten Reize sich in der Stärke des Anfalls widerspiegeln können. Die Anzahl der Patienten, die in dieser Hinsicht keine interessanten Beobachtungen wiedergeben können, ist eine kleine. Man spricht von einer direkten psychischen Alteration von Migränekranken ausserhalb des Anfalls. Dass die Migränekranken vielfach ein misanthropisches, egozentrisches Wesen zeigen, Gesellschaften meiden, asozial werden, ein reizbares, aufbrausendes, schwankendes, elegisches Benehmen darbieten, ist so selbstverständlich wie nur etwas. Mit Mühe und Not ertragen sie eventl. noch die Reize des für den Lebensunterhalt notwendigen Berufes usw., aber weiter langt es wirklich nicht mehr. Jede für einen anderen gleichgültige Extravaganz müssen sie auf das allerbitterste büssen. Wie im Leben der Frau vielfach die Sorge um eine möglichst schmerzlose Menstruation eine grosse Rolle spielt, so konzentriert sich beim Migränekranken alles darauf, den drohenden Migräneanfall möglichst zu vermeiden, hinauszuschieben, an Stärke und Dauer zu mildern. Man braucht sich nur in die Lage eines solchen Kranken zu denken, und wird es nicht vermögen, auch nur eine der vielen „Schrullen" solcher armen beklagenswerten Geschöpfe zu belächeln. Das, was ich im 2. Bande der N.-P.-Lehre über den Heroismus, die Eigentümlichkeiten usw. der Neurotiker im allgemeinen gesagt habe, findet auf den Migränekranken seine volle Anwendung. Gewohnt, dem psychischen Anteil bei der Migräne eine ganz besondere Aufmerksamkeit zuzuwenden, habe ich mir von allen meinen Kranken (natürlich gilt das auch von den Kranken mit anderen nervösen Leiden) auf das genaueste ihre vielfachen Empfindungen, Beobachtungen und Erfahrungen erzählen lassen. Hier fand ich nichts, was mich gewundert hätte, wohl aber den Schlüssel für viele Anfälle, für die jede äussere Ursache zu fehlen schien. Es gibt keinen Migräneanfall, der nicht seine genaue Genese bezüglich der Entstehungsursachen hätte. Aus heiterem Himmel kommen sie nie, man muss nur die einzelnen, für die Entstehung in Betracht kommenden Ursachen zu eruieren suchen, das Gesetz der allmählichen Kumulierung der Reize berücksichtigen und die für die Betreffenden ganz individuelle, untereinander so verschiedene Hinfälligkeit auf die gegebenen Reizursachen in den Kreis seiner Betrachtungen ziehen, so wird man das Rätsel der meisten Migräneanfälle gelöst finden. Allerdings darf man dann nicht mit allgemeinen Schlagwörtern kommen, mögen sie „cerebrale Reizung", „vasomotorische Veränderung", „hemikranische Diathese", „pathologischer Neurometabolismus" usw. heissen, sondern muss sich bemühen, die einzelnen Symptome des Migränekranken innerhalb und ausserhalb des Anfalls auf das genaueste zu untersuchen und auf ihre Entstehungsursache, ihre Bedeutung und Aeusserung zu prüfen.

Dieser Gedanke führt uns zu dem dritten der Gesichtspunkte: Die Besprechung der Symptome der Migräne. Hier ist an erster Stelle als Grundsatz aufzustellen, dass die Untersuchung eines an Migräne leidenden Menschen ausserhalb des Anfalls genau so wichtig ist, wie die während desselben. Denn bereits hier findet sich eine solche Fülle von Krankheitssymptomen, dass man ruhig sagen kann: Der Anfall ist durchaus nichts an sich Originäres, sondern lediglich das giessbachähnliche Ueberfluten schon längst im Körper vorhandener und dort stets nachweisbarer Krankheitserscheinungen.

Die der Migräne zugrunde liegenden Krankheitssymptome lassen sich ungezwungen in zwei vollkommen zu trennende Gruppen einteilen:

a) in die psychische (seelische) und
b) in die somatische (körperliche).

Dass beide Gruppen von einander in grösstem Grade abhängig sind, ist dabei selbstverständlich.

Ich erwähnte vorhin schon die psychischen Alterationen, welche die Migränekranken auch ausserhalb des Anfalls darbieten. So selbstverständlich diese auch an sich sind, so wenig können sie als Migränesymptome sui generis angesehen werden, da ein jeder Mensch, der ähnliche Krankheitserscheinungen, sei es an einer Körperstelle, wo es wolle, über sich ergehen lassen muss, schliesslich dieselben psychischen Folgeerscheinungen darbieten kann und im gegebenen Falle auch darbietet. Von ihnen können wir also als konsekutiv hier absehen. Eine andere Frage ist allerdings, ob der Mensch auch ausserhalb des Anfalles psychische Erscheinungen darbietet, die wir als wesentliche Erscheinungen des Migräneanfalls selbst ansehen müssen. Die Frage ist nicht so leicht zu beantworten, denn schliesslich ist selbst die Unterscheidung: „Anfall oder nicht" auch nicht so absolut, als man zu glauben gewohnt ist. Einen ausgesprochenen Anfall mit allen seinen charakteristischen Erscheinungen zu erkennen, ist kinderleicht, aber es spielen sich im Leben eines solchen Kranken eine Reihe von Szenen ab, bei denen es nicht zu einem ausgesprochenen Anfall kommt, aber trotzdem die Anzeichen desselben in wesentlich gemilderter, verkürzter und bezüglich der Erscheinungen beschränkter Form vorhanden sind. Jeder Kranke unterscheidet in dieser Hinsicht verschiedene Kategorien seiner Anfälle, und ein genauer Beobachter konstatiert noch Anfälle, wo sie der Kranke selbst nicht mehr als solche erkennt. Es ist ausserordentlich schwer, hier ein allgemein gültiges Unterscheidungsmerkmal aufzustellen. Kann doch ein Migränekranker die heftigsten Kopfschmerzen und gastrischen Erscheinungen haben und trotzdem einen derartigen Anfall von einer eigentlichen Migräne genau differenzieren, während er selbst bei geringeren somatischen Beschwerden und nur einigermassen empfundenen psychischen sofort den Zustand als den eines migränösen bezeichnet. Ich möchte daher von allen Migränesymptomen die psychischen als das wichtigste, als das im eigentlichen Sinne pathognostische erklären. Noch bei Moebius spielen die psychischen Erscheinungen der Migräne eine sehr geringe Rolle, sonst hätte er niemals den Ausspruch tun können, dass die meisten Kopfschmerzen Migräneschmerzen seien, und dass im Vergleiche mit diesen alle anderen selten seien[1]). Zum grössten Glücke aller Menschen sind die Verhältnisse so umgekehrt wie nur möglich. Von den unendlich vielen Kopfschmerzen, welche gelegentlich die Menschen heimsuchen, sind die eigentlichen Migränekopfschmerzen sehr in der Minderheit. Gibt es wirklich einen Menschen, der nicht schon einmal, verschuldet oder nicht, Kopfschmerzen gehabt hat? Ich bezweifle es, aber die Zahl der selbst an milder Migräne leidenden Menschen ist — wenn sie auch relativ noch hoch genug ist — gottlob dagegen gering. Auch bei Eulenburg sind die psychischen Erscheinungen kaum erwähnt und höchstens als Uebergangsformen zu anderen Neurosen (Epilepsie, Hysterie usw.) gedeutet. Es bedeutet also schon einen grossen Fortschritt, wenn Flatau die Aenderungen der Psyche den Kardinalsymptomen der Migräne zurechnet.

Fast alle Kranken mit wirklicher Migräne bezeichnen eine für sie ganz spezifische psychische Alteration als das wesentlichste Unterscheidungsmerkmal des Anfalls. Natürlich kommt den Patienten das vielfach nicht so ohne weiteres zur Perzeption, aber wenn man in dieser Hinsicht genau exploriert (jede suggestive Beeinflussung natürlich streng vermeidend), so wird man bei einigermassen intelligenten Personen bald das charakteristisch Psychische an dem Anfall herauszuhören vermögen. Es ist nicht leicht zu sagen, worin nun eigentlich die psychische Alteration besteht. Wenn ich von mir reden darf, so war es ein mir bei gewöhnlichen, auch heftigen Kopfschmerzen vollkommen unbekannter Kontrast zwischen Schmerzen und der Reaktion darauf. Ich empfand Schmerzen, wie ich sie kaum vorher empfunden, und zeigte dabei eine Abneigung gegen jede sonst übliche Schmerzäusserung, wie sie mir bis dahin fremd gewesen. Dabei eine Indolenz, die ich früher nicht für möglich gehalten. Ich hörte — besser ich fühlte sogar — alles, was um mich her vorging, auf das genaueste; es wurden die wichtigsten Dinge in meiner Gegenwart verhandelt, die mich sonst auf das heftigste bewegt hätten, hier liessen sie mich vollkommen gleichgiltig; ich hatte nur den einen Gedanken, nichts tun, nichts hören,

---

[1]) Moebius, Migräne. S. 77.

sehen, das vermehrt nur deine Beschwerden. Ja selbst die Beschwerden vergass ich fast, wenn ich in Ruhe gelassen, gleichsam in einem Nirvana, aus dem mich der geringste Laut zu neuen Beschwerden erwachen liess. Dabei gingen meine Gedanken fortwährend und beschäftigten sich in vollkommen affektloser Weise mit den verschiedenartigsten Dingen. Ich habe schon mehrfach eine ähnliche Schilderung von meinen Patienten gehört und dabei erfahren, dass selbst Aerzte das für eine Somnolenz hielten, die sich bis zum „Sommeil convulsif" (Tissot) oder zur Drowsiness (Liveing), ja Stupor (Moebius) steigern kann. Auch direkte Halluzinationen (vom Kranken als solche erkannt) können den Anfall begleiten. In den meisten Fällen sind die psychischen Erscheinungen natürlich milderer Art, sie äussern sich in einer Depression, die vielfach zur Stärke der empfundenen Beschwerden in direktem Gegensatz steht, in allgemeinem schweren Krankheitsgefühl bis zur Prostation, in Unmöglichkeit zu denken, Angst, Schreckhaftigkeit, absolutem Schlafmangel, Traurigkeit (eine Kranke Flataus nannte diesen Zustand mit dem Spitznamen der „schwarzen Migräne"[1])] und dergl. vieles andere. Fast jeder Patient weiss von einer besonderen psychischen Eigenschaft seiner Migräne zu berichten, und ist die Ausbeute in dieser Hinsicht eine sehr reichhaltige. Bei einigen meiner Patienten war ein grosser Kontrast in der Zeit vor, während und nach dem Anfall zu bemerken. Bei einigen begannen die Depressionen und anderen psychischen Erscheinungen schon vor Beginn (vielleicht als erstes Anzeichen derselben), bei anderen fühlte sich der Patient niemals frischer und leistungsfähiger als ganz kurz vor dem Anfall und fürchtete daher mit Recht dergleichen „angenehme" Stadien. Nach dem Anfall dauerten bei einigen Patienten die psychischen Erscheinungen noch länger an und klangen erst allmählich ab, andere dagegen fühlten sich nach demselben ganz besonders wohl. Bei dem einen schloss sich der Anfall an einen besonders tiefen Schlaf an, bei dem andern schloss letzterer ihn in typischer Weise ab. Das sind Modifikationen, die ich noch durch eine Reihe ähnlicher erweitern könnte, doch dürften sie genügen, um die Wichtigkeit der psychischen Störungen für den Migräneanfall in einwandfreier Weise darzutun und meine Ansicht zu begründen, dass die psychische Alteration als eine sehr wesentliche Erscheinung der Migräne anzusehen ist, und dass keine Beurteilung und Behandlung derselben einen Anspruch auf Vollständigkeit machen kann, die sich nicht dieser psychischen Migräneerscheinungen in methodischer und gründlicher Weise annimmt.

Die Frage, woher nun diese so wichtigen psychischen Symptome kommen, ist schwer präzise zu beantworten. Sie steht schliesslich auf der-

---

1) Flatau, Migräne S. 55.

selben Stufe, wie die ebenso ungelöste Frage, worauf die psycho-neurotischen Erscheinungen im allgemeinen zurückzuführen sind. Dass es zwischen der Migräne und den anderen Neurosen bis zur direkten psychischen Erkrankung keine prinzipiellen Unterschiede, sondern nur graduelle, zumal Veranlagungsunterschiede gibt, ist mir nach meinen Erfahrungen ganz verständlich, und sind daher die vielen Uebergänge untereinander nicht weiter auffallend. Andererseits kann es auch nicht bezweifelt werden, dass bei der Migräne noch viel mehr wie beim Kopfschmerz organische intrakranielle Beeinflussungen vorhanden sein müssen. Ob dieselben in Veränderungen des intrakraniellen Drucks (also vasomotorischer Art) oder in anderer mechanischer Beeinflussung der Hirnsubstanz zu suchen oder schliesslich toxischen Ursprungs sind, ist an sich gleichgiltig. Jedenfalls sind in dieser Hinsicht die verschiedensten Modifikationen und Kombinationen möglich.

Die letzten Gedanken haben uns bereits auf das somatische Gebiet gebracht. Man ist gewohnt, die Migränesymptome in die wesentlichen und in die unwesentlichen (begleitenden) einzuteilen. Obwohl es feststeht, dass gewisse Symptome, zumal die Kopfschmerzen, gastrischen Störungen und sensoriellen Erscheinungen das Bild ganz wesentlich beherrschen, halte ich trotzdem diese Einteilung für keine absolut giltige. Im Gegensatz zu den niemals fehlenden psychischen Erscheinungen gibt es keine somatische, die nicht gelegentlich bei einem Migräneanfall fehlen könnte. Flatau sagt[1], dass mitunter Erbrechen den Migräneanfall substituieren kann, indem es sämtliche sonstigen Begleiterscheinungen, jedoch ohne Kopfschmerzen, aufweist. Er erwähnt dabei Bourdoni, der einen Fall von Augenmigräne beobachtet hat, wo dieselben Anfälle gelegentlich durch ein Magensyndrom — heftige Magenschmerzen, Uebelkeit, Brechreizung — substituiert waren. Ich erinnere mich, auch an anderer Stelle von einer Migräne ohne Kopfschmerz gelesen zu haben, doch ist mir dieselbe z. Z. nicht geläufig. Dass die gastrischen Erscheinungen wenig oder gar nicht ausgeprägt sind, kommt schon häufiger vor. Flatau konstatierte unter seinen 500 Fällen bei 81 ausgesprochene Uebelkeit und bei 191 Erbrechen. Er kannte einen 47 jährigen Mann, der seit 20 Jahren an typischer Migräne gelitten hat und dabei kein einziges Mal erbrach[2]. Wenn Moebius meint, dass es bei einer Neuralgie, z. B. Gesichtsneuralgie, niemals zum Erbrechen käme[3], so steht diese Behauptung in direktem Gegensatz zu einer grossen Reihe meiner Beobachtungen. Es gibt keinen Schmerz, der nicht im gegebenen Falle mit Erbrechen oder anderen gastrischen Erscheinungen einhergehen könnte, ohne

---

1) Flatau, Migräne. S. 38.
2) Flatau, Migräne. S. 37.
3) Moebius, Migräne. S. 40.

dass man auch nur im mindesten an eine Migräne zu denken braucht. Das bringt im gegebenen Falle ev. schon die reine Vorstellung des Schmerzes fertig!

Von den sensoriellen Erscheinungen sind nicht einmal die Augenstörungen pathognostisch, obwohl noch Liveing dieselben als „conditio sine qua non" hinstellte, von den anderen Erscheinungen, mögen sie liegen oder begründet sein, wie sie wollen, ganz zu schweigen.

Wir sehen daraus: zum eigentlichen Wesen der Migräne gehören sie im strengen Sinne nicht. Das schliesst aber nicht aus, dass sie so regelmässig auftreten und sich so markant gestalten, dass wir sie mit der Migräne so gut wie identifizieren.

Die Hauptrolle der somatischen Erscheinungen der Migräne beanspruchen fraglos die Kopfschmerzen. Wollte ich hier näher auf sie eingehen, so müsste ich genau dasselbe wiederholen, was ich bereits im ersten Teile meiner Arbeit gesagt habe. Einen im Wesen begründeten Unterschied zwischen dem Migränekopfschmerz und dem gewöhnlichen Kopfschmerz gibt es nicht. Nun aber hat die Migräne ihren Namen davon bekommen, dass sie in ganz charakteristischer Weise einseitig auftritt. (Migräne aus Hemi-kranium.) Doch entspricht diese Einseitigkeit, wie auch Flatau aus eigener Erfahrung behauptet[1]), nicht den Tatsachen, indem nur in der Minderheit der Fälle der Kopfschmerz einseitig lokalisiert wird, während er in der Mehrzahl der Fälle einen mehr diffusen Charakter trägt, unter Bevorzugung des Vorderkopfes.

Moebius meint, dass die Aura fast immer nur auf eine Seite beschränkt sei. Henschen (bei Thomas) fand in 123 Fällen 56 mal einseitigen und 67 mal doppelseitigen Kopfschmerz. Liveing 17 mal halbseitigen, 7 mal annähernd halbseitigen oder bald halb-, bald doppelseitigen, dagegen 34 mal doppelseitigen, die Aura 10 mal einseitig, 11 mal doppelseitig. Bei Moebius war sie 57 mal einseitig, 25 mal doppelseitig[2]).

Wenn ich meine Erfahrungen zusammenfasse, so möchte ich sagen, ein wirklich einseitiger Migränekopfschmerz ist so gut wie nie vorhanden. Bei der Untersuchung nach Nervenpunkten als dem nachweisbaren Sitz der Schmerzen fanden sich jedesmal auf beiden Seiten sehr erregbare Stellen vor, von denen kaum eine im Anfall nicht mitgesprochen hätte. Das hindert aber nicht, dass der Patient die Punkte der einen Seite so stark erregt fühlt, dass er in Wirklichkeit nur einen einseitigen Kopfschmerz empfindet. Ich habe eine grosse Anzahl von Kranken gehabt, welche eine rechtsseitige Migräne genau von einer linksseitigen zu unter-

---

1) Flatau, Migräne. S. 35.
2) Moebius, Migräne. S. 36/37.

scheiden wussten, indem sich beide zumal in Beginn, Dauer, Stärke, Nebenerscheinungen genau trennen liessen. Es gibt ferner der Modifikationen so viele, wie es Fälle gibt, doch jedesmal finden alle Beschwerden, soweit sie überhaupt zugängig sind, in den an Ort und Stelle nachweisbaren Nervenpunkten ihre Begründung. Dass die Laien den Migränekopfschmerz als in der Tiefe gelegen genau von dem oberflächlichen Kopfreissen unterschieden, wie Moebius[1]) meint, widerspricht ganz und gar meinen so vielfachen Beobachtungen. Der tief empfundene Kopfschmerz kann, wie ich bereits im 1. Teil entwickelte, dem einfachen Kopfschmerz ebenso gut eigen sein wie der Migräne, und bei Migräne können oberflächlich lokalisierte Schmerzen das Leiden in wesentlicher Stärke begleiten. Jedenfalls ist das alles andere als ein Unterscheidungsmerkmal zwischen Migräne und Kopfschmerz. Ob der Vorderkopf, die Schläfe oder der Hinterkopf bei der Migräne ergriffen sind, ist auch individuell ganz verschieden; im allgemeinen scheint allerdings der Vorderkopf eine grössere Rolle zu spielen, obwohl ich aber auch bei ganz schweren Fällen mitunter den vorderen Teil so gut wie frei, aber Hinterkopf und Nacken um so mehr ergriffen fand. Eine besonders reiche Fundgrube haben wir in der Orbita. Ich kenne eine Reihe von Fällen, wo es mir von Nervenpunkten am Augendach aus gelang (die aber durchaus nicht immer den anatomisch festgelegten am N. supraorbitalis [frontalis] entsprechen), den eigentlichen Ausgangspunkt der Migräne festzulegen und sogar mit Beruhigung dieser Stellen die Migräne entweder ganz zu verhüten oder doch ganz wesentlich herabzusetzen. Ich erinnere mich mit Genugtuung einer etwa 40 jährigen Dame, bei der es mir mit Beruhigung dieses Punktes jedesmal gelang, den mitunter Tage lang anhaltenden, ausserordentlich schweren Anfall sofort zu beseitigen und mit demselben Augenblick der anhaltenden Beruhigung (es waren meist mehrfache Versuche nötig, um erst die Beruhigung zu einer dauernden zu machen) völliges Wohlbefinden herbeizuzaubern, was im grossen Kontraste zu der gänzlichen Prostation stand, in welcher sich die Kranke bis dahin befunden hatte. Auch die von mir so benannten Schwindelpunkte (am inneren Orbitalrande) finden sich bei den Migränekranken so gut wie immer vor und spielen wie der Schwindel überhaupt eine wichtige Rolle. Dass der Bulbus selbst ebenfalls mitunter mit Nervenpunkten gespickt ist, sei hier nebenher erwähnt, doch hängen diese vielfach mit denen in der Orbita in ihrem ganzen Umfange zusammen. Dass die sensoriellen nervösen Störungen mit den sensiblen im innigen Zusammenhang stehen, erwähnte ich bereits ausführlich im 2. Bande der Nervenpunktlehre; es findet sich in letzteren häufig genug der Schlüssel für die ersteren, was für die Frage der Augenmigräne von grosser Bedeu-

---

1) Moebius, Migräne. S. 38.

tung ist. Die dabei vorhandenen motorischen und sekretorischen Erscheinungen beanspruchen ebensowenig eine Sonderstelle wie die übrigen Migräneerscheinungen. Nach der Nervenpunktlehre stehen zentripetale Reize und zentrifugale Aeusserungen in derartig innigem Zusammenhang, dass hier nichts mehr überraschen kann, und, wenn es gelingt, den dazu gehörigen sensiblen Nervenpunkt zu beeinflussen, verschwindet mit ihm auch die zentrifugale Aeusserung. Was die vielfachen, die Migräne begleitenden sensoriellen Erscheinungen anderer Art betrifft, mögen sie Gehör, Geruch oder Geschmack betreffen und sich in den merkwürdigsten Variationen äussern, so ist dabei nichts, was nicht genau so gut ohne Migräne vorkommen könnte und in den Gesetzen der Nervenpunktlehre seine Erklärung fände, soweit natürlich derartig komplizierte Vorgänge unserm so lückenhaften Wissen sich überhaupt offenbaren.

Wenn ich nun auf die den übrigen Körper treffenden, im Migräneanfall dem Patienten sich in irgendeiner Weise als krankhaft bemerkbar machenden Erscheinungen eingehe, so ist von ihnen genau dasselbe zu sagen: Es findet sich keine Störung, die nicht durch die ihr zugrunde liegende N.-P.-Erregung erklärt werden müsste. Die Beurteilung der Migränesymptome stimmt in dieser Hinsicht genau mit allen N.-P.-Erkrankungen überein und bietet in dieser Hinsicht nicht die geringste Abweichung. Dass natürlich da, wo die stärksten Beschwerden sind, auch die erregtesten Nervenpunkte liegen, ist selbstverständlich. Um aber das Bild der Migräne in ihrem ganzen Umfange zu umfassen, dürfen wir keine Stelle am Körper, die sich irgendwie erregt zeigt und zumal diese Erregung im gegebenen Falle äussert, als nebensächlich und untergeordnet ansehen. Bei der Entstehung der Migräne spielen mitunter Stellen mit, die ganz ungewöhnlich zu nennen sind. Es gibt kaum eine Körperstelle, deren Erregung nicht den letzten Ausschlag für den Anfall geben könnte. So erinnere ich mich eines höheren Offiziers, bei dem die Migräneanfälle zumal dann auftraten, wenn er kalte Füsse bekam, und wo ich — ohne diesen Zusammenhang zu kennen — durch Erregung sehr empfindlicher Nervenpunkte am Fussrücken sofort einen Migräneanfall auslöste. Den Patienten sind diese Stellen meist genau bekannt, und sollte man sich ja hüten, auf die mitunter phantastisch eingekleideten und laienhaft begründeten Erzählungen in dieser Hinsicht vom hohen wissenschaftlichen Pferde herabzublicken und sie als wesenlos abzutun. In alledem steckt so gut wie immer ein wahrer Kern, und aus den Empfindungen des Kranken, mögen sie noch so vage und unbestimmt sein, weiss der in der N.-P.-Lehre bewanderte Arzt so gut wie immer etwas für seine Untersuchung und Beurteilung Wichtiges herauszuhören und zum Nutzen des Kranken zu verwenden. Es ist ein fundamentaler und für den Kranken verhängnisvoller Irrtum, wenn man die vielen lokalisierten Beschwerden des Kranken immer nur in rein zentralistischer Weise bewertet, sie entweder in das Gebiet der rein psychopathischen Erscheinungen verlegt und immer nur an Hirnrindenerscheinungen denkt. Der vom Anfall selbst ganz unabhängige Befund von Nervenpunkten an den im Anfall erregten Stellen, den selbst der mit diesen unbekannte Arzt an dem über diese Verhältnisse ganz unorientierten Kranken mit absoluter Regelmässigkeit macht, beweist das mit einer Sicherheit, gegen welche alle in der Luft schwebenden allgemeinen Erklärungen zurücktreten müssen. Dass in einem Migräneanfall z. B. das centrale Brechcentrum in Erregung geraten kann und somit vom Centrum projizierte Erscheinungen auslöst, ist selbstverständlich. Aber wir dürfen bei dieser Möglichkeit nicht den bei Migränekranken mit gastrischen Erscheinungen absolut regelmässigen Befund vernachlässigen, dass sich die unteren Intercostalräume zumal um den Processus ensiformis herum und die Bauchdecken in weitem Umfange auch ausserhalb des Anfalls mit deutlichen Nervenpunkten gespickt finden, dass diese Punkte im Anfall selbst sich ganz exorbitant erregt erweisen, und dass mit Beruhigung der Punkte die vielfachen centripetalen wie centrifugalen gastrischen Störungen wie mit einem Schlage verschwinden. Wir können und müssen in sinngemässer Anwendung diese Beobachtungen auf alle anderen Erscheinungen der Migräne, mögen sie an sich wichtig oder unwichtig erscheinen, ausdehnen. Erst dann bekommen wir eine wirklich umfassende und alles berücksichtigende Anschauung von den somatischen Erscheinungen der Migräne. Leider werden ja immer noch einzelne somatische Erscheinungen zurückbleiben, die sich unserm Forschen nach Nervenpunkten entziehen. Das sind an erster Stelle die Nervenpunkte, die wir noch viel mehr, wie beim einfachen Kopfschmerz ins Centrum und zumal seine Umhüllungen zu verlegen gezwungen sind. Auf Grund meiner Beobachtungen, die sich auf die selbst nach Beseitigung aller peripher zugängiger Nervenpunkte zurückbleibenden Migräneerscheinungen stützen, bin ich zu dem Schlusse gekommen, dass es wohl kaum eine Migräne gibt, die nicht intracraniell gelegene Nervenpunkte aufweise. Ja, ich möchte sogar behaupten, dass diesen intracraniellen Punkten vielfach eine den eigentlichen Migränecharakter bestimmende Bedeutung beizumessen ist, ohne damit in die einseitige, rein centrale Anschauung zu verfallen. Durch diese Annahme sind natürlich unseren therapeutischen Bestrebungen ganz bestimmte Grenzen gesetzt, doch bleibt für unser medizinisches Können immer noch ein genügendes Feld der Tätigkeit übrig, wenn wir die so gut wie nie fehlenden peripher verankerten Beschwerden beseitigen oder lindern und damit auch für die unzugänglichen einen grossen Teil der Erregung fortnehmen, die ihnen durch die äusseren ständig zufliesst.

Fassen wir somit unsere Anschauung von dem Mechanismus der Migräne zusammen, so müssen wir sie als eine auf angeborener (ererbter) Anlage aufgebaute Nervenpunktauslösung bezeichnen, die anfallsweise auftretend, ganz bestimmte Beschwerden (Kopfschmerzen, gastrische und sensorielle Störungen) bevorzugend, sich in nervösen Erscheinungen äussert, die den ganzen Körper betreffen und der verschiedensten Art (centripetaler wie centrifugaler) sein können, aber von einer eigenartigen, dem Ganzen den bestimmenden Charakter gebenden psychischen Alteration begleitet sind. Die Auslösung dieser Anfälle erfolgt mitunter in verhältnismässig regelmässigen Zeiträumen als Antwort auf summierende Reize, die an jedem Teil des Körpers ansetzen können, wobei wieder bei dem betreffenden Individuum bezüglich der bevorzugten Stellen und Reize individuell verschiedene, aber für das betreffende Individuum ganz charakteristische Abarten unterschieden werden müssen.

Die bei den einzelnen Kranken im Anfall empfundenen, peripher nervösen Beschwerden sind auch ausserhalb des Anfalls durch die davon nicht zu trennenden Nervenpunkte objektiv nachweisbar, so dass der Anfall nicht etwa als etwas für sich allein Bestehendes, sondern als die einen paroxysmalen und überflutenden Charakter tragende Erregung vorhandener N.-P.-Erscheinungen anzusehen ist.

Die letzte Ursache für die Entstehung der vom Anfall demnach wohl zu trennenden Grunderkrankung fällt mit den Ursachen zusammen, welche zur allmählichen Entstehung von Nervenpunkten führen, wobei konstitutionellen Anomalien im weitesten Sinne Rücksicht getragen werden muss. Die speziellen Anfallsursachen hängen mit allen möglichen, den Körper treffenden zufälligen Reizen materieller wie psychischer Art zusammen, wobei die Auslösung nicht allein von der Stärke dieser, sondern auch von der angeborenen wie durch vorausgegangene Reize wie Anfälle erhöhten Empfänglichkeit abhängt.

Die bisher übliche Einteilung der Migräne z. B. in
1. vulgäre Migräne (Hemicrania vulgaris seu simplex),
2. Augenmigräne (H. ophthalmica),
3. epileptische Migräne (H. epileptica),
4. psychische Migräne (H. psychica),
5. ophthalmoplegische Migräne (H. ophthalmoplegica),
6. facioplegische Migräne (H. facioplegica) (Flatau)

ist immer eine gezwungene und unmethodische. Selbst die von den meisten beliebte Einteilung in eigentliche und symptomatische Migräne ist unhaltbar. Symptomatisch ist schliesslich jede Migräne, nur dass wir in dem einen Falle den Zusammenhang mehr erkennen und im anderen weniger. Die Symptome der Migräne können wohl das eine oder andere Gebiet bevorzugen, z. B. fast rein sensibel erscheinen, sensorielle, motorische, vasomotorische, sekretorische (trophische) Beimengungen aller Art aufweisen, durch Komplikationen psychischer (psychoneurotischer) Art imponieren, ein durchgreifender Unterscheidungsgrund an sich ist das aber keineswegs. In jedem einzelnen Falle finden sich Andeutungen aller Art vor, die natürlich vor den hervorstechenden zurücktreten, aber alle in denselben Rahmen hineinpassen bzw. durch andere psychopathische Veranlagung z. B. im epileptischen, neurasthenischen usw. Sinne kompliziert erscheinen.

Bei der Behandlung der Migräne bedeutet der Befund der N.-P.-Untersuchung eine grundlegende Aenderung. Bisher ging die Behandlung von zwei Gesichtspunkten aus: der allgemeinen Behandlung oder der Behandlung der Disposition zur Migräne und der symptomatischen, der des Anfalls selbst. Da die angeborene Disposition wohl als eine gegebene unveränderliche Grösse anzusehen ist, musste die allgemeine Behandlung sich darauf beschränken, die durch die Anfälle und ihre Ursachen akquirierte Reizbarkeit soweit wie möglich herabzusetzen und den Körper widerstandsfähig zu machen. Dabei musste für jeden, welcher in konstitutionellen Anomalien eine Hauptursache der Krankheit sah, die Verhütung und Beseitigung derselben ein gewichtiges Wort mitsprechen. Es ist klar, dass der Anhänger der Gichtdiathese als Ursache die Durchführung einer purinarmen bzw. vegetabilischen Kost — und zwar lange durchgeführt — sehr bevorzugen wird. Es ist hier nicht meine Aufgabe, die einzelnen Massnahmen für beide Gesichtspunkte einer Kritik zu unterziehen. Gelingt es durch die angewandten Mittel, den akquirierten Anteil der Migräneneigung herabzusetzen, die Körperkraft und Widerstandsstandsfähigkeit des Organismus zu stählen, die Stoffwechselvorgänge in richtige Bahnen zu lenken, dabei auch noch das Heer der den Körper treffenden Reize zu verhüten bzw. auf ein vernünftiges Mass herabzusetzen, so wird eine wohltätige Wirkung keinesfalls ausbleiben. Aber wir dürfen in dieser Hinsicht unsere Erwartungen nicht zu hoch spannen. Mitunter bewirkt gerade die Hebung der Kräfte eine noch stärkere Auslösung des Migräneanfalls und wirft dabei den Kranken in seiner Widerstandsfähigkeit noch mehr zurück; ferner habe ich eine Reihe von Patienten behandelt, bei denen viele Jahre lang streng durchgeführte Enthaltsamkeit von purinhaltigen Stoffen und allen Erregungsmitteln (Alkohol usw.) nicht die geringste Wirkung auf Zahl und Stärke der Anfälle bewirkt hatte; schliesslich ist es kaum einem Menschen vergönnt, so frei von den Reizen des Lebens zu leben, wie es die Verhütung der Anfälle verlangt. Auch ist mitunter die Reizbarkeit eine derartig hohe, dass selbst die nicht zu vermeidenden, rein vegetativen und atmosphärischen Reize an sich schon genügen, die Anfälle auszulösen.

Es wird vielleicht nicht uninteressant sein, einige der bei Migräne empfohlenen Mittel herauszugreifen, wobei ich mich in der Hauptsache an die Flatausche Monographie halte:

Hippokrates: diätische Therapie.
Galen: diätische Therapie und Gymnastik.
Aretaeus: leichte Diät und Wassertrinken.
Swieten: Purgantia.
Pissot (1812): neben allgemeiner Behandlung die Amara, zumal Trifolium fibrinum, Magnesium und Mineralwässer. Gymnastik und Sport.
Deleuze (1827): Magnetismus.
Labarraque (1837): das Régime (die vom Arzt verschriebene Lebensweise, speziell Diät).
Debout (1858): Chinin.
Jones, Day usw.: Strychnin.
Merz (1859) und Möllendorf (1869): temporäre Carotiskompression.
Henschen, Oretlino, Norström: Massage.
Frommhold (1868): Faradisation des Sympathicus.
Douglas Lithgow (1869): Amylnitrit.
Curran (1870): Salicin und als dessen Nachfolger bis zum heutigen Tage die unzähligen Modemittel.
Fieber, Rosenthal usw.: Galvanisation.
Groyt (1887): Neurotomie des N. auriculo-temporalis.
Jonnesco und Ettinger: Sympathektomie.
Eulenburg-Guttmann: Franklinisation.
Liveing: Kompression des N. supraorbitalis.
Signaud de la Fond: Metallotherapie.
Haie: Chinin.
Stekel (1897): prolongierte Dampfkastenbäder und Einpackungen, Spermin.
Hertoyhe (1899), Léon usw.: Thyreoidbehandlung.
Whitehead, Finten, Oppenheim: unter anderem das Haarseil.
Schüller (1900): Schädeltrepanation und Palliativtrepanation.
Quincke (1910): Lumbalpunktion.

In ganz neuer Zeit will Caesar[1] die Röntgenstrahlen im Kampf

---

1) Der migränöse Anfall, seine Kennzeichen, seine Ursachen; sein Wesen unter besonderer Berücksichtigung zwischen Migräne und Sexualleben. Med. Klin. No. 2. 1913.

gegen die Migräne des Weibes mit Menstruationsstörungen (ovarielle Form der Migräne) angewandt wissen, indem er damit nichts weniger als die Sterilisation (bis jetzt 1 Fall) bezweckt.

Es ist mir unmöglich, aus dieser allerdings sehr unvollkommen historischen Blütenlese auch nur die geringsten Konsequenzen, die zugunsten unserer fortgeschrittenen Zeit sprächen, zu konstatieren, ja ich werde bei den radikalen neuesten Errungenschaften direkt an die Zeit des seeligen Dr. Eisenbarth erinnert.

Von dem Gedanken ausgehend, dass die Migräne nicht etwa ein einseitig paroxysmales Leiden ist, sondern eine Erkrankung, die nur durch die gelegentliche paroxysmale Erregung jederzeit vorhandenener und nachweisbarer Nervenpunkte ausgezeichnet ist, tritt die N.-P.-Behandlung mit der Forderung hervor, die der Migräne zugrunde liegenden Nervenpunkte, soweit sie zugängig sind, in den Kreis der Behandlung hereinzuziehen — ohne dabei natürlich die vorhin erwähnten anderen Gesichtspunkte zu vernachlässigen.

Mit der Realisierung dieser Forderung tritt die Behandlung der Migräne in ein ganz anderes, methodischeres und, wie ich auf Grund meiner Erfahrungen mit vollstem Rechte behaupten kann, wesentlich erfolgreicheres Stadium ein. Bei der Behandlung der bei der Migräne gefundenen Nervenpunkte sind genau dieselben Gesichtspunkte zu beachten, wie bei der Behandlung der einfachen Kopfschmerzen und der der N.-P.-Erkrankungen im allgemeinen. Bei dem explosiven Charakter des Leidens und seiner Schwere ist es erklärlich, dass die Behandlung der Nervenpunkte hier ein ganz besonderes Mass von Vorsicht und Beobachtungsgabe, die einzelnen vielgestaltigen Reaktionen betreffend, verlangt, dafür ist aber auch der Kampf mit den nervösen Wellen ein um so interessanterer. Ein Arzt, dem es gelungen ist, eine schwere Migräne durch alle Fährnisse der Reaktionen bis zur definitiven Beseitigung der zugängigen Nervenpunkte durchzuführen, hat einen tiefen Blick in die Vielgestaltigkeit der wunderbaren Beziehungen psychischer und somatischer Krankheitserscheinungen getan und wird auch allen anderen N.-P.-Erscheinungen gegenüber sich gewachsen erweisen. Es liegt hier nicht in meiner Absicht, aus der grossen Anzahl einschlägiger Beobachtungen einige Beläge anzuführen, das soll dem speziellen Teil der N.-P.-Lehre vorbehalten sein. Nur das eine will ich hier vorausschicken, dass es mir in einer grossen Anzahl von Fällen gelungen ist, mit der Herabsetzung der Nervenpunkte die Zahl, Dauer und Stärke der Anfälle in einer ganz erheblichen Weise herabzusetzen, ja in einer Reihe von Fällen sogar dauernd zu kupieren (z. B. in einem Fall bei einem höheren Offizier eine 40 Jahre alte schwerste Migräne bis jetzt über 10 Jahre lang, mehrere andere 4, 6 Jahre und noch länger). Da einerseits die meisten

Kranken schon seit Jahren an der Krankheit litten, und durch dieselbein einen sehr erheblichen Erregungszustand gekommen waren, da andererseits, wie ich bereits bemerkte, die Beteiligung intrakranieller und daher dem Finger nicht zugängiger Nervenpunkte ziemlich durchweg anzunehmen ist, so wird man sich in der Regel damit begnügen müssen, den Anfall zu mildern, kürzer und seltener zu machen. Aber wer einmal die Dankbarkeit eines armen Kranken gesehen hat, bei dem es einem, wenn auch mit vieler Mühe und nach manchen Enttäuschungen gelungen ist, aus einem achttägigen Anfallszyklus mit mehrtägiger Dauer und einem Befinden schwerster Prostration einen Anfall zu machen, der nur alle paar Monate, meinetwegen auch jeden Monat auftritt, nur einige Stunden anhält und den Betreffenden weder bettlägerig macht, noch auch in seinem Berufe hindert, wer einmal durchgemacht hat, welche fundamentale Aenderung das im Leben der ganzen Familie bedeutet, der wird auch seinerseits der so geschmähten Nervenpunktmassage eine für sein ganzes Leben andauernde Dankbarkeit bewahren.

Wenn ich nun noch auf die Behandlung des Anfalls selbst eingehe, so sind selbstverständlich auch hier die Mittel recht, welche die Beschwerden des Patienten lindern. Im allgemeinen ist der Patient in dieser Hinsicht über sich auf das Genaueste orientiert und übt instinktiv mitunter ganz bizarre Massnahmen aus. Man sollte sich davor hüten, hierüber vom Standpunkt wissenschaftlicher Ueberlegenheit zu lächeln. Allen diesen Massnahmen liegt ein ganz bestimmter Kern zugrunde, der eine lindernde Wirkung ausübt. Diesen Kern zu erkennen und ihm seine laienhafte Umkleidung zu nehmen, ist die angeborene Kunst des Arztes. Niemals sollte man sich bei seinen Verordnungen in direkten Gegensatz zu den Erfahrungen des Patienten setzen und z. B. kalte Umschläge verordnen, wenn er bei heissen Linderung verspürt und dergl. mehr in den umfangreichsten Variationen.

Von allen einschlägigen Mitteln bedarf es der grössten Vorsicht bei Verordnung der beliebten inneren Mittel, deren ohnehin schon unübersehbare Reihe zum Frommen chemischer Fabriken und zum Nachteil der Kranken jährlich um mehrere Exemplare bereichert wird. Je glänzender sie helfen, um so gefährlicher sind sie. Ein Mittel, das nichts hilft, wird bald aufgegeben, aber ein solches, dem zauberhafte Wirkung innezuwohnen scheint, wird immer wieder genommen. Nur wenige Menschen haben die innere Kraft, gerade dann sparsam zu sein, die meisten pochen geradezu darauf, dass sie unter den vielen Versuchen endlich „das für sie geschaffene" herausgefunden haben, gewöhnen sich an seinen Gebrauch und zwar bald mit dem Erfolge, dass es immer mehr in seiner Wirksamkeit nachlässt, in immer grösseren Dosen genommen werden muss und dabei ausser eventuellen Schädigungen des Digestionsapparates die grössten Steigerungen des ganzen nervösen Lebens hervorruft. Das kann soweit gehen, dass die den inneren Mitteln zur Last zu legenden Störungen die durch die eigentliche Migräne bedingten weitaus übertreffen. Ausser vielen ähnlichen Fällen erinnere ich mich zumal eines bekannten Schauspielers, der aus Furcht vor seinen zwischen Migräne und Kopfschmerzen variierenden Anfällen seit Jahren täglich 11 g Migränin à 1,1 g zu sich genommen hatte und nicht mehr ohne das Mittel zu leben vermochte, obwohl es schliesslich trotz der starken Dosis keine Wirkung mehr ausübte, ihn dafür aber in einen exorbitanten Erregungszustand hineinbrachte. Hier erwies sich der ganze Körper wie gespickt mit sensiblen Nervenpunkten und brachte ihre leiseste Berührung die stärksten Zuckungen am ganzen Körper hervor. Es gelang mir hier, trotzdem der Kranke seinen Beruf dabei weiter ausübte, mit etwa 100 Massagen nicht allein die ganzen Punkte mit allen ihren Folgen zu beruhigen, damit auch Migräne und Kopfschmerzen usw. zu beseitigen, sondern ihn auch von seiner Neigung, derartige Mittel zu nehmen, bis heute zu befreien (etwa 12 Jahre). Ich pflege bezüglich der inneren Mittel zu sagen, dass sie dem Beelzebub gleichen, mit dem man den Teufel auszutreiben versucht. Leider ist nicht allein bei den Patienten, sondern auch bei den Aerzten die Vorliebe für die Modemittel noch so stark, dass der einzelne Arzt dagegen ohnmächtig ist. Aber ich hoffe, dass mit der allmählich durchdringenden Kenntnis von der Bedeutung der Nervenpunkte für die Migräne und ihrer methodischen Beruhigung auf rein mechanische Weise mit Hilfe der zur Kunst ausgebildeten Gefühlstechnik auch die Erkenntnis von der verhängnisvollen Wirkung gewohnheitsgemäss verordneter innerer Mittel durchdringen wird. Gegen eine einmalige Beruhigungsdosis ist, wenn sie den Zweck erreicht, natürlich nicht das mindeste zu sagen, der Patient und der Arzt sollten sich aber gleich von vornherein der Folgen bewusst sein, welche der gewohnheitsgemässe Gebrauch nach sich zu ziehen pflegt.

Was nun die Beruhigung der Nervenpunkte durch Nervenmassage während des Anfalls anlangt, so ist das lediglich Sache des Versuchs. Ich verfüge über eine Reihe Fälle, wo es mir durch kurze, kräftige Beeinflussung der zumal erregten Nervenpunkte gelang, eine sofortige Beseitigung des Anfalls zu erzielen, bei anderen bedurfte es langer, ganz vorsichtiger und milde durchgeführter N.-P.-Behandlung, um zu demselben Ziele zu kommen, wieder andere, wohl die grössere Anzahl, vertrug dagegen selbst die mildeste Berührung der sehr erregten Nervenpunkte nicht und antwortete darauf mit einer typischen Steigerung des Anfalls. Hier muss man den Anfall selbst austoben lassen und die Behandlung auf die anfallsfreie Zeit beschränken. Das schliesst aber nicht aus, dass man den Versuch, den Anfall durch Nervenmassage zu kupieren, von Zeit zu Zeit wiederholt. Was einem zu Anfang bei besonders erregten Nervenpunkten nicht gelungen ist, kann einem nachher trotzdem glücken.

Bei der methodischen Behandlung der Nervenpunkte kann man genau verfolgen, wie innig die betreffenden Migränesymptome mit den am Ort der Beschwerden gelegenen Nervenpunkten zusammenhängen. Nicht allein, dass der Grad der Beschwerden genau mit dem Grade der Erregbarkeit des betreffenden Punktes übereinstimmt, man kann auch darauf rechnen, dass mit Beseitigung der Nervenpunkte die auf sie zurückzuführenden Beschwerden gradatim verschwinden, um mit ihrem Wiedererregbarwerden auch ihrerseits zurückzukehren. Denn es ist durchaus nicht ausgemacht, dass ein nach einigen wenigen Massagen beruhigter Punkt nun auch definitiv beruhigt wäre; vielmehr gibt es hier, wie bei allen N.-P.-Erkrankungen, eine grosse Reihe interimistischer Wellen, ehe es zur definitiven Beruhigung kommt. Ich habe über einige Fälle zu verfügen, wo es mir gelang, die äusseren Nervenpunkte zu beruhigen, wo aber die intrakraniell anzunehmenden so stark waren, dass durch Beruhigung der ersteren ein wesentlicher Erfolg nicht erzielt werden konnte. Es steht mir aber auch eine Reihe von Fällen zur Verfügung, wo ich von ganz besonders wichtigen Punkten aus, zumal an Auge, Stirn und Hinterkopf, seltener an Magen und Bauchgegend, den ganzen Migräneanfall wie mit einem Schlage beseitigte. Zumal halte ich es für einen grossen Fortschritt, wenn ich es mit meiner Behandlung vermag, in den bisher üblichen Zyklus Unordnung hineinzubringen oder die Kranken gegen Reize abstumpfe, die früher unbedingt verhängnisvoll gewesen wären. Der erste Wunsch bei der Behandlung ist überhaupt, Anzeichen dafür zu gewinnen, dass man eine Beeinflussung ausübt. Ist man erst so weit, dann ist man auf gutem Wege, und möge dieser Weg noch so lang und durch die Dornen der schlimmsten Reaktionen scheinbar versperrt werden.

Ich stehe damit am Schlusse meiner Ausführungen, die zumal bezweckten, den innigen Zusammenhang aller körperlichen und seelischen Krankheitserscheinungen darzutun.

Bei Kopfschmerz und Migräne spielen wie bei allen mit nervösen Symptomen einhergehenden Leiden die in der Peripherie gelegenen Nervenpunkte die vermittelnde Rolle. Sie nehmen die von aussen kommenden Reize auf und geben sie ans Zentrum weiter, um dann von dort aus ihrerseits wieder erregt zu werden. In dieser Doppelrolle stellen sie einen integrierenden Bestandteil aller nervösen Erscheinungen dar und dürfen daher auch bei Beurteilung und Behandlung von Kopfschmerz und Migräne niemals ausser acht gelassen werden.

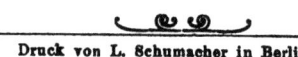
Druck von L. Schumacher in Berlin N. 4.

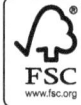

MIX
Papier aus verantwortungsvollen Quellen
Paper from responsible sources
FSC® C105338

If you have any concerns about our products,
you can contact us on
ProductSafety@springernature.com

In case Publisher is established outside the EU,
the EU authorized representative is:
**Springer Nature Customer Service Center GmbH
Europaplatz 3, 69115 Heidelberg, Germany**

Printed by Libri Plureos GmbH
in Hamburg, Germany